Isabel Schroth

Ängste verstehen

W0245629

Isabel Schroth

Ängste verstehen

Hilfe für Angehörige und Freunde

nymphenburger

Inhalt

Vorwort 6

KAPITEL 1
DIE FORMEN DER ANGST: EIN ÜBERBLICK   9

Was ist Angst? 10

    Wenn es zu viel wird 12

Der Kreislauf der Angst: die Angststörung 17

    Symptome einer Angstattacke 18

Welche Angststörungen gibt es? 21

    Phobische Störungen 21

    Panikstörung 27

    Generalisierte Angststörung.. 29

Behandlung von Angsterkrankungen 31

    Medikamentöse Behandlung 31

    Psychotherapie 34

Angst als Chance? 44

KAPITEL 2
HILFE FÜR ANGEHÖRIGE UND FREUNDE
VON BETROFFENEN   47

Wie sich das Leben verändern kann 48

Was können Sie als Partner tun? 57

    Wenn eine Beziehungskrise droht 64

Wenn Ihr Kind eine Angststörung hat 68

    Was können Sie als Eltern tun? 70

Häufige Fragen von Angehörigen 76

KAPITEL 3
GANZHEITLICHE MASSNAHMEN FÜR ANGEHÖRIGE UND FREUNDE

81

Hilfe für einen entspannten Alltag 82

Suchen Sie das Gespräch 83

Sorgen Sie für Entspannung und guten Schlaf 84

Schaffen Sie sich Freiräume 88

Ernähren Sie sich ausgewogen 89

Werfen Sie Ballast ab 93

Bewegen Sie sich im Freien 94

Tanken Sie Sonne 95

Für mehr Gelassenheit und Energie 97

Entspannungsübungen 97

Gebete 103

Aromatherapie: Öle zur Entspannung und Regeneration 105

Energetische Reinigung mit Salz und Aromaöl 107

Homöopathie & Naturheilkunde 109

Anthroposophische Medizin....................................... 109

Homöopathie 112

Schüßler-Salze 114

Bachblüten-Notfalltropfen (Rescue-Tropfen)..................... 115

Johanniskraut: Sonnenpflanze für die Psyche................... 115

Kräuter-Heiltees.. 117

Zu guter Letzt 119

Hilfreiche Adressen... 121

Zum Weiterlesen 124

Register 126

Vorwort

»Das Bild vom furchtlosen Helden täuscht. Er ist ein Fantasie-produkt. Ein Held, der keine Angst hat, braucht keinen Mut. Die Angst ist eine ständige Begleiterin. Ohne Angst lebt kein Grenzgänger lange. Die Angst ist die andere Hälfte von Mut.«
Reinhold Messner (Extrembergsteiger)

Angst gehört zum Leben. Sie ist, wie Freude, Wut oder Trauer, ein ganz normaler Gefühlszustand und eine natürliche Reaktion unseres Körpers, die uns bei Bedrohung warnen und beschützen will. Auch wenn sie als unangenehm erlebt wird – wer möchte schon gerne als »Angsthase« gelten.

Problematisch wird es allerdings, wenn die Angst außer Kontrolle gerät, überhandnimmt, grundlos und übersteigert ist. Dann kann sie die Lebensqualität und den Alltag der Betroffenen entscheidend beeinträchtigen und auch die Menschen in ihrem nahen Umfeld emotional stark fordern und an ihre Belastungsgrenze bringen. Mittlerweile gehören Angststörungen zu den am häufigsten diagnostizierten psychischen Erkrankungen.

Mit diesem Buch möchte ich Ihnen als Angehöriger oder Freund Hilfestellung geben, wie Sie mit dieser schwierigen Situation umgehen und dem Betroffenen eine wertvolle

Stütze sein können. Im ersten Teil finden Sie alles Wichtige über die verschiedenen Ausprägungen der Angst, ihre Symptome und die diversen Behandlungsmöglichkeiten. Dabei möchte ich Ihnen das Thema aus ganzheitlicher Sicht, die Körper, Geist und Seele miteinbezieht, näherbringen. Im zweiten Teil erfahren Sie, wie Sie mit dem Angsterkrankten in Belastungssituationen umgehen, ihn unterstützen und dabei selbstfürsorglich bleiben können. Und in Teil drei zeige ich Ihnen, was Sie tun können, um gut für sich und Ihr eigenes seelisches und körperliches Wohlbefinden zu sorgen. Denn nur wenn Sie sich selbst entspannt, stark und kraftvoll fühlen, werden Sie die nötige Energie aufbringen, dem Betroffenen zu helfen.

Es gibt immer ein Licht am Ende des Tunnels. Dahin möchte ich Sie gerne führen. Ich möchte Ihnen als Angehörigen helfen, wieder innere Klarheit zu gewinnen, und Wege aufzeigen, wie Sie unterstützend und liebevoll mit einem angsterkrankten Menschen umgehen können. Auch wenn der Weg oft mühsam und schwierig sein kann, wird es sich lohnen, diesen mit Ihrem Partner, Kind oder Ihren Angehörigen und Freunden zu gehen. Lassen Sie sich darauf ein und glauben Sie daran, dass sich am Ende alles zum Besten entwickelt.

Für den Stil des Buches gilt: Der besseren Lesbarkeit wegen habe ich durchgängig die grammatikalisch männliche Form benutzt. Diese steht stellvertretend für Personen beiderlei Geschlechts.

Die Formen der Angst: Ein Überblick

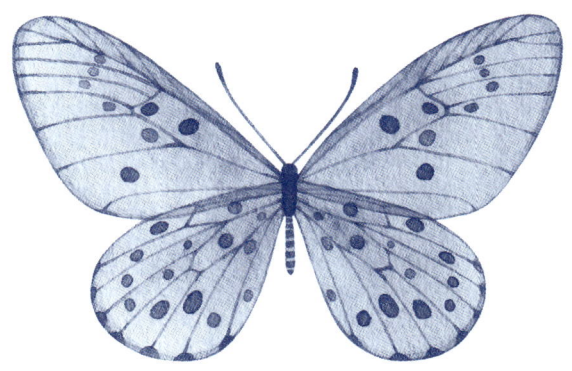

Was ist Angst?

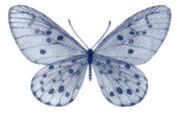

Jeder Mensch kennt das Gefühl der Angst. Sei es, wenn er vor einer wichtigen Prüfung steht, schwierige Entscheidungen treffen muss oder gar mit einem Flugzeug in Turbulenzen gerät. Wir sind in unserem Leben vielen Situationen ausgesetzt, die zu einer potenziellen Gefahrenquelle werden und Angst in uns auslösen können.

Evolutionsgeschichtlich hat Angst eine wichtige Schutzfunktion. Sie schärft die Sinne. Dadurch kann man einer potenziellen Gefahrenquelle aus dem Weg gehen und bei Bedarf angemessen reagieren, beispielsweise die Flucht ergreifen. Angst mobilisiert den eigenen Schutz- und Überlebensmechanismus und ist ein wichtiger Antrieb für Motivation, Wachheit und intellektuelle Leistungsbereitschaft. Man kann sie als eine Art inneres Warnsystem verstehen, das bei einer akuten Bedrohung aktiviert wird und vor Gefahren schützt. So wird beispielsweise die Angst vor Schmerz ein Kleinkind vermutlich daran hindern, ein zweites Mal auf eine heiße Herdplatte zu fassen. Denn es hat die Erfahrung der ersten schmerzhaften Begegnung damit im Kopf abgespeichert. Steht es nun wieder vor dem Herd, dann wird sein inneres Warnsystem Alarm schlagen und es davon abhalten, die heiße Herdplatte zu berühren. In diesem Falle hat die Angst ihre gute Schutzfunktion erfolgreich erfüllt.

Das Gleiche gilt auch bei der Vorbereitung auf eine wichtige Prüfung. Die Angst durchzufallen, wird meist dazu führen, dass man sich besser vorbereitet. In solch einer Situation kann Angst die Aufmerksamkeit und Motivation erhöhen und sich als durchaus sinnvoll erweisen. Deshalb gilt: Ein gesundes Maß ist hilfreich und kann dazu führen, dass wir einen Antriebsschub bekommen und eine Sache besonders gut ausführen. Angst kann vor Routine bewahren und dafür sorgen, dass wir uns bemühen und unser Bestes geben. So gesehen ist sie für uns ein wertvoller und nützlicher Begleiter.

Angst ist als etwas ganz Natürliches also durchaus hilfreich und gehört zu unserem Leben dazu. Problematisch kann es allerdings dann werden, wenn das Angstsystem auch in ungefährlichen Situationen aktiviert wird und zu einer Beeinträchtigung des alltäglichen Lebens führt. Die Angst kann ihre Aufgaben nur dann erfolgreich erfüllen, wenn zwei Dinge gegeben sind: Zum einen darf man nicht so große Angstgefühle entwickeln, dass dadurch das Handeln blockiert ist. Denn ein Zuviel hemmt die Konzentration und das Denkvermögen. Zum anderen darf man aber auch nicht leichtsinnig durch zu wenig Angst reale Risiken und Gefahren unterschätzen und ausblenden. Wer zum Beispiel ohne Licht nachts auf der Autobahn fährt, bringt sich selbst und andere in Gefahr Es geht also um eine gesunde Balance zwischen Angst und Furchtlosigkeit. In diesem Sinne gilt: Angst kann sowohl »Kraftquelle« als auch »Gefahrenquelle« sein.

TYPISCH ANGST

▶ *ein biologisch festgelegtes Warnsystem, das bei Gefahr aktiviert wird und auf eine Bedrohung reagiert*
▶ *normalerweise eine Schutzreaktion, beispielsweise um Schmerz zu verhindern*
▶ *kann hilfreich sein, etwa vor einer Prüfung dazu führen, dass man sich besser vorbereitet*
▶ *hat zwei Seiten: schützt uns zum einen vor realen Gefahren und erhöht die Aufmerksamkeit und Leistungsbereitschaft in wichtigen Situationen; kann jedoch zum anderen, wenn sie zu stark ausgeprägt ist, das Denkvermögen hemmen und zu einer totalen Blockade führen*

Wenn es zu viel wird

Zu einer Belastung wird Angst dann, wenn das innere Warnsystem zu empfindlich eingestellt ist. Man entwickelt grundlose und übertriebene Ängste, die dazu führen, dass alltägliche Situationen als eine unüberwindbare Hürde erscheinen, die man nicht mehr bewältigen kann.

In der Psychologie gibt es das sogenannte »4-Ebenen-Modell der Angstreaktion«, das sie in die körperliche Ebene, die Gedanken- und Gefühlsebene und die Verhaltensebene unterteilt:

- *Die körperliche Ebene:* Sie betrifft die physiologischen Reaktionen bei Angst. Körperliche Begleitsymptome sind Herzrasen, Ansteigen des Blutdrucks, Beschleunigung des Atems, Anspannung der Muskulatur.
- *Die Gedankenebene:* Verspürt der Betroffene Angst, dann spielen sich in seinem Kopf verschiedene Szenarien ab. Es werden gedanklich Katastrophen ausgemalt, das, was im schlimmsten Fall passieren könnte. Der Betroffene sieht schon seinen eigenen Tod vor Augen, denkt: »Ich bekomme einen Herzinfarkt.«
- *Die Gefühlsebene:* Die so interpretierte Situation führt dazu, dass man sich hilflos und ausgeliefert fühlt. All das versetzt in noch mehr Angst und Schrecken.
- *Die Verhaltensebene:* Hat der Betroffene Angst, bekommt vielleicht Herzrasen und das Katastrophenszenario im Kopf wird immer bedrohlicher, dann zeigt sich das alles auch in seinem Verhalten. Durch die Überreizung an Emotionen und körperlichen Symptomen fühlt er sich starr und fast regungslos. Er bebt innerlich und möchte am liebsten aus der Situation fliehen. Erlebt man das häufiger, dann wird es mit großer Wahrscheinlichkeit

dazu führen, dass man bestimmte Situationen von vorn-
herein vermeidet.

ERWARTUNGSANGST: DIE ANGST VOR DER ANGST

Viele Betroffene, die unter Angstzuständen leiden, leben in ständiger Erwartung der nächsten Angstattacke. Dies nennt man in der Psychologie »Erwartungsangst« bezie-hungsweise die »Angst vor der Angst«. Der Betroffene ist ständig angespannt, was sich in Stresssymptomen wie Muskelverspannung, schnellem Atem oder übertriebener Aufmerksamkeit auf den eigenen Körper zeigt. Die Er-wartungsangst beherrscht den Alltag und führt zu Ver-meidungsstrategien.

Das folgende Beispiel zeigt, wie schnell sich das Gefühl der Angst entwickeln und ausbreiten kann.

Anna und Tom

Anna und Tom besuchen den alljährlichen Jahrmarkt der Stadt. Schon seit Wochen haben sie sich darauf gefreut, denn er gehört zu den größten im Umkreis und ist mit seinen vielen Fahrgeschäften eine Attraktion. Besonders gerne fahren beide mit dem großen Riesenrad und schauen sich das Treiben von oben an. Auch an diesem Abend steigen sie in die Gondel ein und fahren ein paar gemütliche Runden, bis sie plötzlich stehen bleibt und es nicht mehr vorangeht. Anfangs lacht Tom und findet es lustig. Doch je länger er dort oben in der Gondel sitzt, desto mehr hat er das Gefühl, gefangen zu sein. Er hat den Eindruck, dass sich sein Herzschlag beschleunigt und spürt Druck auf der Brust. Seine Hände werden plötzlich feucht, und er hat Schwindelgefühle. Anna bekommt von alldem zunächst nichts mit, bemerkt aber, dass Tom immer flacher atmet und ganz rote Wangen vor Aufregung bekommt. Sie versucht ihn zu beruhigen. Er hat das Gefühl, dass er gleich die Kontrolle verliert. Alles um ihn herum erscheint so unwirklich und wie in Zeitlupe. Er hat das Gefühl, keine Luft mehr zu bekommen und Panik macht sich in ihm breit. In diesem Moment löst sich die Gondel aus der Verankerung und fährt weiter. Unten angekommen steigt Tom aus und möchte nur noch auf schnellstem Weg nach Hause. Dort angekommen fühlt er sich wieder so, als wäre nichts gewesen. Er hat jedoch eine Entscheidung für sich getroffen: Er möchte nie mehr in eine Gondel steigen.

Das Erlebnis in der Gondel hat Tom nachhaltig beeinflusst. Er ist in den Jahren danach nicht mehr auf den Jahrmarkt gegangen. Allein die Vorstellung, wieder in einer stehenden Gondel zu sitzen, löste bei Tom ein ungutes Gefühl aus. Seitdem traut er sich seltener auf Feste und meidet allgemein große Menschenansammlungen.

Seine Angst hat sich inzwischen auf unterschiedliche Bereiche seines Alltags übertragen, und er vermeidet die Dinge, vor denen er Angst hat. Dies ist ein klassisches Beispiel dafür, wie aus einer anfänglich normalen Angst eine sogenannte Erwartungsangst geworden ist und wie schnell man dadurch in einen Angstkreislauf hineingeraten kann. Würde er nun nichts gegen seine Angst unternehmen oder sogar versuchen, sie zu verdrängen, dann würde sie vermutlich noch intensiver auftreten und ihn zunehmend in seinem Alltag einschränken. Daher ist es wichtig, schon auf die kleinsten Angstsymptome zu achten und diese als solche auch wahrzunehmen.

Schenkt der Betroffene der Angst jedoch übermäßig viel Aufmerksamkeit, wird immer empfindlicher und beginnt, sich zu isolieren, dann kann sie an Macht gewinnen und bekommt die Chance, sich immer weiter auszubreiten. Es ist wichtig, die Angst nicht als Feind zu betrachten, sondern als Freund, der dem Betroffenen hilft, sich in seiner Persönlichkeit weiterzuentwickeln. Die innere Haltung diesem Thema gegenüber zählt und sollte konstruktiv und möglichst positiv sein.

Der Kreislauf der Angst:
die Angststörung

Wenn die Angst übermäßig groß wird, ohne konkreten Anlass auftritt und unbegründet ist, spricht man von einer Angststörung. Angststörungen zählen neben Depressionen zu den häufigsten psychischen Erkrankungen weltweit. Etwa 15 Prozent aller Menschen erleiden im Laufe ihres Lebens mindestens einmal eine Angstattacke, wobei Frauen fast doppelt so häufig betroffen sind wie Männer. Alle Angststörungen sind mit Stressreaktionen des Körpers verbunden und die Symptome sind vielfältig. Das Hauptsymptom einer Angststörung ist die Angst selbst. Sie beeinträchtigt die Lebensqualität in hohem Maße und führt dazu, dass man Situationen vermeidet, in denen man bereits negative Erfahrungen gemacht hat.

Symptome einer Angstattacke

Die Symptome, die mit einer Angstattacke verbunden sind, werden von den Betroffenen als sehr bedrohlich wahrgenommen und interpretiert:

- Häufig treten Herzrasen, Brustschmerzen, Atembeschwerden und Schwitzen auf. Da sich solche Symptome auch bei körperlicher Erkrankung zeigen, interpretiert das der Betroffene entsprechend und denkt etwa: »Ich bekomme gleich einen Herzinfarkt.« Schwindelgefühle, Benommenheit, Schwäche, Zittern und Blässe führen zur Vorstellung, man könnte gleich in Ohnmacht fallen, einen Schlaganfall bekommen oder an einem Hirntumor leiden.

- Manchmal erscheint den Betroffenen auch ihre Umgebung plötzlich unwirklich. Sie haben das Gefühl, neben sich zu stehen und von außen auf sich zu schauen, quasi als Akteur des eigenen Lebens. Das sind sogenannte Derealisations- und Depersonalisationsgefühle. Sie sind sehr unangenehm und lösen das Gefühl aus, die Kontrolle über sein Leben zu verlieren oder verrückt zu werden.
- Manche spüren während eines Angstanfalls auch einen Kloß im Hals und haben das Bedürfnis, sich übergeben zu müssen. Dies aktiviert beim Betroffenen zusätzlich sein ohnehin schon sehr sensibel eingestelltes Warnsystem, und ihm schießen Gedanken durch den Kopf wie »Ich werde gleich aufhören zu atmen«, »Ich ersticke und werde sterben«.
- Kribbeln oder Taubheitsgefühle in den Händen, Armen und Beinen führen zu dem Gefühl, gelähmt zu sein oder eine schwere neurologische Störung zu haben.

Diese körperlichen Symptome geben der Angst die Chance, sich noch weiter auszubreiten. Für den Betroffenen bedeutet all dies puren Stress. Nach einem Angstanfall fühlt er sich meist so, als hätte er einen Marathonlauf hinter sich. Alle ihm zur Verfügung stehenden Energiereserven wurden aktiviert, und in der Phase der Entspannung fällt nun langsam alles wieder vom ihm ab.

Ein besonderes Phänomen ist, dass manche Erkrankte ihre körperlichen Symptome sehr gut vor der Öffentlichkeit verbergen können, sodass sie auf den ersten Blick für Außenstehende und sogar nahe Angehörige oder Freunde gar nicht erkennbar sind. Für den Betroffenen bedeutet das umso mehr einen schweren inneren Kampf, den er mit sich selbst führt.

DER KREISLAUF DER ANGST

Angstzustände und Panikattacken werden vom Betroffenen als Kombination aus körperlichen Symptomen und negativen Gedanken und Emotionen wahrgenommen, die sich hochschaukeln. Spürt er beispielsweise in einer Menschenmenge Herzklopfen, wird er dies als Zeichen eines Herzinfarkts werten. Der Gedanke macht Angst. Das Herzklopfen wird intensiver, vielleicht kommen Schwindel und Engegefühl dazu. Die Angst vor dem Herzinfarkt wird noch stärker. Der Betroffene ist in einem Teufelskreis der Angst gefangen, der binnen weniger Minuten zu einer Angstattacke führen kann.

Im Voraus ist es in jedem Fall sinnvoll und angebracht, körperliche Ursachen, die ebenfalls einen Angstanfall auslösen können, durch fachärztliche Untersuchungen auszuschließen. Eine mögliche Ursache ist beispielsweise eine Über- oder Unterfunktion der Schilddrüse. Auch Erkrankungen des Herzens wie Herzrhythmusstörungen oder Herzenge sowie Erkrankungen des Gehirns wie Entzündungen, in seltenen Fällen auch Hirntumore, können Auslöser sein. Medikamente, insbesondere solche, die in den Hormonhaushalt oder das Nervensystem eingreifen, aber auch Medikamente zur Behandlung von Herzerkrankungen spielen ebenfalls eine Rolle. Schließlich können auch Alkohol und Drogen wie LSD, Kokain, Marihuana und Amphetamin zu Panikattacken führen.

Eine Angst sollte dann behandelt werden, wenn sie den Alltag des Betroffenen stark einschränkt, sich negativ auf das soziale Miteinander auswirkt und dazu führt, dass man Situationen und Handlungen vermeidet, bei denen eine Bedrohung vermutet wird.

Welche Angststörungen gibt es?

Nach dem internationalen Klassifikationssystem für psychiatrische Erkrankungen werden Angsterkrankungen eingeteilt in: Phobische Störungen, Panikstörungen und Generalisierte Angststörungen.

Phobische Störungen

Unter diesem Begriff – »Phobie« leitet sich ab vom griechischen Wort »phobos« (Angst) – wird eine Gruppe von Störungen zusammengefasst, bei denen Angst durch eindeutig definierte, eigentlich ungefährliche Situationen oder Objekte hervorgerufen wird. Dazu gehören die Agoraphobie, die soziale Phobie und die sogenannten spezifischen Phobien.

Agoraphobie

Sie ist eine der häufigsten Phobien. Agoraphobie (von altgriechisch »agorá«, Versammlungsplatz) beschreibt die Angst vor großen Menschenansammlungen, öffentlichen Plätzen und Situationen, bei denen eine Flucht schwierig erscheint. Sitzt der Betroffene beispielsweise im Kino in der mittleren Sitzreihe und der Notausgang ist ziemlich weit entfernt, dann fürchtet er, in Ohnmacht zu fallen, einen Herzinfarkt zu erleiden oder sich verrückt zu benehmen. Schon der Gedanke an eine solche Situation, aus der es keinen Fluchtweg gibt, kann eine Panikattacke auslösen und wird daher möglichst vermieden. Die Angst, die Kontrolle zu verlieren oder sich in der Öffentlichkeit zu blamieren, kann zu einer großen Belastung werden. Das alltägliche Leben wird dadurch eingeschränkt, der Betroffene zieht sich zurück, hat Furcht, sich aus der vertrauten Umgebung zu entfernen und kann sich, bei stark ausgeprägter Phobie, sogar völlig isolieren.

AGORAPHOBIE

▶ *Angst vor öffentlichen Orten, beispielsweise Restaurants, Geschäften und Menschenansammlungen*
▶ *Angst, dass keine Fluchtmöglichkeit vorhanden ist*
▶ *Angst, alleine in öffentlichen Verkehrsmitteln (Flugzeug, Bus, Zug) zu verreisen*
▶ *Die Angst verstärkt sich, wenn das gewohnte Umfeld verlassen wird.*

Eine Agoraphobie kann mit oder ohne Panikattacke auftreten und ist nicht durchweg konstant. Es gibt große Schwankungen innerhalb einer Angsterkrankung. Manchmal fällt es dem Betroffenen leichter, eine gefürchtete Situation zu ertragen, zeitweise macht ihm diese aber so große Angst, dass er sie kaum aushalten kann.

Es gibt verschiedene Ursachen, die eine Agoraphobie auslösen können. Länger andauernde Stresssituationen oder traumatische Erlebnisse wie Krankheit, Tod eines Angehörigen, Verlust des Arbeitsplatzes begünstigen das Auftreten. Häufig beginnt eine Agoraphobie mit einer Panikattacke, in einer eigentlich harmlosen Situation, meist außerhalb des vertrauten Umfelds. Der Betroffene, der das zum ersten Mal erlebt, kann die Symptome, plötzliche körperliche Beschwerden wie Herzrasen oder Schwindelgefühle, zunächst gar nicht zuordnen. Alarmiert er den Rettungsdienst oder sucht ein Krankenhaus auf, findet sich meist keine körperliche Ursache. Doch der Schock sitzt tief, und die Angst vor einem neuerlichen Anfall ist groß. Treten diese Angstattacken häufiger auf, wird der Betroffene zunehmend versuchen, bestimmte Situationen zu vermeiden. Ein Kreislauf der Angst entwickelt sich und die sogenannte »Angst vor der Angst« nimmt ihren Lauf. Die Betroffenen versuchen, ihre Angst zu verstecken, da sie befürchten, sich zu blamieren. Sie gebrauchen Ausreden: So wird beispielsweise ein Kinoabend abgesagt, indem der Betroffene vorschiebt, unter starken Kopfschmerzen zu leiden.

Das Hauptsymptom der Agoraphobie ist eine übergreifende und anhaltende Angst (über mindestens 6 Monate), die nicht auf eine bestimmte Situation oder ein Objekt begrenzt ist, sondern verschiedene Lebensbereiche beeinträchtigt.

Man bezeichnet sie auch als »frei flottierend«. Frauen erkranken hierbei doppelt so häufig wie Männer. Eine Agoraphobie wird meist im Alter zwischen 20 und 30 Jahren diagnostiziert, mindestens die Hälfte der Betroffenen haben eine weitere psychische Erkrankung, meist eine Phobie, Panikstörung oder Depression. Sie sind sehr schreckhaft und zeigen eine übertriebene Aufmerksamkeit (Hypervigilanz).

Die soziale Phobie

Die Betroffenen fürchten sich vor sozialen Kontakten und davor, im Mittelpunkt der Aufmerksamkeit zu stehen. Die typischen Angstsymptome entwickeln sie, wenn sie bestimmten Situationen in der Öffentlichkeit ausgesetzt sind, beispielsweise wenn sie vor anderen Menschen sprechen oder essen sollen, auf Partys, in Klassenräumen oder wenn sie Bekannten auf der Straße begegnen. Solche Situationen machen dem Betroffenen große Angst und führen zu Symptomen wie Erröten, Zittern, Schwitzen oder starkem Harndrang. Zudem hat er große Angst davor, etwas falsch zu machen oder sich zu blamieren. Es belastet ihn der Gedanke, den Erwartungen der anderen nicht gerecht werden zu können oder im schlimmsten Fall sogar abgelehnt zu werden. Menschen, die unter einer sozialen Phobie leiden, haben häufig auch ein geringes Selbstwertgefühl und fürchten sich vor der Kritik anderer Menschen.

Dass die anderen seine Angst bemerken könnten, bereitet ihm große Sorgen und hindert ihn daran, Verabredungen mit Freunden und Bekannten zu treffen. Im schlimmsten Fall isoliert er sich und vermeidet alle gesellschaftlichen Aktivitäten. Das kann zur Folge haben, dass noch weitere psychische Belastungen hinzukommen und der Betroffene beispielsweise eine Depression entwickelt. Auch wird häufig versucht, die Sorgen durch Beruhigungsmittel, Alkohol oder Drogen zu vergessen und zu verdrängen.

SOZIALE PHOBIE

▶ *Angst vor Situationen des sozialen Miteinanders*
▶ *übersteigerte Angst vor negativer Bewertung*
▶ *Angst davor, sich zu blamieren*
▶ *Rückzug aus der angstmachenden Situation*
▶ *Häufig kommt es zu weiteren psychischen Beschwerden, beispielsweise Depressionen.*

Spezifische Phobien

Hier haben die Betroffenen, wie der Begriff deutlich macht, eine ausgeprägte Furcht vor einer ganz bestimmten Situation oder einem bestimmten Objekt. Eigentlich ist dem Betroffenen bewusst, dass seine Angst unbegründet und übertrieben ist. Mit dem angstauslösenden Reiz konfrontiert, kann er jedoch nichts dagegen tun und entwickelt die typischen Angstsymptome, die von körperlichen Symptomen begleitet sein können.

Die spezifische Phobie gehört zu den häufigsten Störungen, wobei Frauen auch hier öfters betroffen sind als Männer. Meist beginnt sie bereits in der Kindheit oder im jungen Erwachsenenalter. Es gibt verschiedene Unterarten der spezifischen Phobie:

- *Umwelt-Typus:* Angst vor Naturgewalten wie Gewitter und Sturm, Furcht vor Höhen
- *Blut-Spritzen-Verletzungs-Typus:* Furcht vor dem Anblick von Blut, Angst vor Impfungen, vor Ärzten, besonders Zahnärzten
- *Tier-Typus:* Angst vor Tieren, besonders häufig vor Spinnen und Schlangen
- *Situativer Typus:* Angst vor bestimmten Situationen wie vor dem Fliegen, dem Autofahren; Furcht, in engen Räumen, etwa im Fahrstuhl, eingeschlossen zu sein

Meist können Menschen, die an einer spezifischen Phobie leiden, gut damit umgehen und sind geringer belastet als jene, die etwa an einer sozialen Phobie leiden. Wer beispielsweise Angst vor dem Fliegen hat, wird sich deshalb nicht, wie das etwa bei der Agoraphobie der Fall sein kann, davor fürchten, überhaupt seine Wohnung zu verlassen. Die Angst beschränkt sich hier nur auf die besondere Situation. Für denjenigen dagegen, der unter einer Agoraphobie leidet, gibt es nicht nur mehrere, verschiedene Situationen, die er fürchtet, sondern seine Angst gilt vor allem den dabei auftretenden Panikattacken und ihren möglichen Folgen: »Das Flugzeug stürzt ab, ich sterbe.« Aber auch bei spezifischen Phobien kann der Leidensdruck so groß werden, dass man nach einer geeigneten Therapie suchen sollte.

Panikstörung

Unter Panik versteht man allgemein einen Zustand intensiver Furcht vor einer tatsächlichen oder auch nur angenommenen Bedrohung. Die starke, unbegründete Angst, die bei einer Panikstörung auftritt, kann sich innerhalb von wenigen Minuten zu einem Angstanfall (Panikattacke) ausweiten. Von einer Panikstörung spricht man, wenn spontane Panikattacken häufig auftreten. Die Betroffenen zeigen starke körperliche Symptome, befürchten zu sterben oder die Kontrolle über ihr Leben zu verlieren.

Merkmale einer Panikstörung

Charakteristisch bei einer Panikstörung ist, dass die meisten Betroffenen mindestens eine weitere psychiatrische Diagnose haben. So leiden viele zusätzlich unter Depressionen, weiteren Ängsten, Persönlichkeitsstörungen oder Medikamentenmissbrauch. Etwa 50 Prozent der Betroffenen haben gleichzeitig eine Agoraphobie. Frauen sind auch hier häufiger als Männer betroffen, eine Panikstörung zu entwickeln. Der typische Panikpatient ist weiblich, gesund und im jüngeren Alter.

Ursache für eine Panikstörung ist oft eine unerwartet auftretende Panikattacke, was dazu führt, dass man das erneute Auftreten von Panikattacken und die damit verbundene Hilflosigkeit fürchtet. Der Betroffene entwickelt quasi eine »Angst vor der Angst«.

DAS KANN EINE PANIKATTACKE AUSLÖSEN

▶ *anhaltender oder akuter Stress*
▶ *psychosoziale Belastungen: Probleme im privaten oder beruflichen Bereich*
▶ *Verlust eines Partners, Familienmitglieds, Freundes*
▶ *Trennung vom Partner*
▶ *verdrängte Traumatisierungen*
▶ *Zukunftsängste*
▶ *Genussmittel wie Nikotin und Alkohol*
▶ *hormonelle Störungen*
▶ *Nebenwirkungen von Medikamenten*
▶ *Unterzuckerung*

Eine Panikattacke tritt ganz plötzlich auf, steigert sich innerhalb weniger Minuten zu einem Höhepunkt, dauert etwa 30 Minuten und klingt dann von selbst wieder ab. Panikattacken sind zwar grundsätzlich harmlos und haben keine gesundheitsschädigende Wirkung. Doch für den Betroffenen sind sie meist nur sehr schwer unter Kontrolle zu bringen und zu ertragen.

Generalisierte Angststörung

Hierbei handelt es sich um eine Angst, die nicht, wie bei vielen Phobien, von bestimmten Situationen und Objekten ausgelöst wird – wie beispielsweise bei der Spinnenphobie durch das Objekt Spinne. Bei der generalisierten Angststörung kann der Betroffene seine Angst gar nicht konkret benennen. Er ist von ständiger Sorge geplagt, was im schlimmsten Fall passieren könnte, zum Beispiel ein Autounfall, der Verlust des Arbeitsplatzes oder eine schwere Krankheit. All dies kann den Betroffenen in starke Angstzustände versetzen, die sich immer weiter hochschaukeln. Natürlich versucht er, dagegen anzukämpfen und seine Sorgen zu unterdrücken. Das wiederum sorgt dafür, dass seine Ängste immer größer werden und zunehmend ins Zentrum der Aufmerksamkeit rücken. Das kann die Lebensqualität des Betroffenen und auch seiner Freunde und Angehörigen nachhaltig beeinträchtigen und belasten.

Der Betroffene gerät mehr und mehr in eine Spirale der Vermeidung. Er benötigt die ständige Rückversicherung durch andere, beispielsweise wie es dem Partner geht, der gerade mit seinem Auto unterwegs ist, weil er an das Risiko eines Autounfalls denken muss.

Meist tritt die generalisierte Angststörung nicht alleine auf, sondern wird von anderen psychischen Störungen wie etwa einer spezifischen oder sozialen Phobie begleitet. Denn durch die ständige Beschäftigung mit der Angst werden auch kleinste Veränderungen der Außenwelt häufig als »beängstigend« fehlinterpretiert und diese Angstgefühle dann auf Objekte, Situationen und auch Menschen übertragen. Isoliert sich der Betroffene durch Vermeidungsverhalten zunehmend von sozialen Kontakten, kann dies Gefühle von Einsamkeit und Traurigkeit auslösen und sich schließlich zu einer Depression entwickeln.

> ▶ *Der Betroffene leidet unter ständigen übermäßigen Sorgen, die sich auf alle Bereiche des Lebens beziehen.*
> ▶ *Charakteristisch ist das Auftreten von körperlichen Symptomen wie Einschlafstörungen, Muskelverspannungen, Magen- und Darmbeschwerden, Schwindelgefühlen, Herzklopfen.*
> ▶ *Die Beschwerden treten häufig zwischen dem 30. und 45. Lebensjahr auf.*

Behandlung von Angsterkrankungen

»Setze dich deiner tiefsten Angst aus. Danach hat die Angst keine Macht mehr über dich und die Angst vor Freiheit schrumpft und verschwindet. Du bist frei.«

Jim Morrison (US-amerikanischer Rockmusiker)

Es gibt verschiedene Therapiemöglichkeiten, um eine Angststörung zu behandeln. Schauen wir uns zunächst an, welche Möglichkeiten es auf dem Gebiet der medikamentösen Therapie gibt.

Medikamentöse Behandlung

Man geht davon aus, dass bei psychischen Erkrankungen der Stoffwechsel im Gehirn gestört ist und es einen Mangel oder Überfluss an Botenstoffen gibt. Psychopharmaka (Medikamente gegen psychische Beschwerden) setzen genau dort an und können das Gleichgewicht im Gehirn wieder herstellen.

Die am häufigsten angewendeten Medikamente bei Ängsten sind sogenannte Antidepressiva oder Beruhigungsmittel. Bei den Antidepressiva sind es die Serotonin-Wiederaufnahmehemmer (SSRI) und die Selektiven Serotonin-

Noradrenanlin-Wiederaufnahmehemmer (SNRI), die häufig verordnet werden. Die Wirkung von Antidepressiva setzt erst verzögert nach etwa zwei bis vier Wochen ein.

Ein weiteres Mittel, das häufig bei Ängsten verordnet wird, ist das Beruhigungsmittel aus der Wirkstoffgruppe der Benzodiazepine. Dieses Medikament wird meist angewendet, um eine schnelle Wirkung zu erzielen, also in Notfallsituationen oder bei akuten Panikattacken. Wichtig ist, zu beachten, dass diese Medikamente schnell zu einer Abhängigkeit führen können. Die Suchtgefahr steigt bei längerer Einnahme, diese sollte daher unbedingt vermieden werden.

Antidepressiva

Frau A. hat seit geraumer Zeit starke Angst, alleine das Haus zu verlassen. Sie traut sich nur noch in Begleitung ihres Sohnes nach draußen. Alltägliches, das außerhalb ihres gewohnten Umfeldes stattfindet, verursacht ihr großen Stress. Auslöser war der plötzliche Tod ihrer Mutter, die an einem Schlaganfall innerhalb weniger Tage verstorben ist. Zusammen mit ihrem Sohn sucht sie ihren Hausarzt auf. Als dieser ihre schlechte Verfassung sieht, verordnet er ihr ein »leichtes Antidepressivum« und zusätzlich Tropfen, um besser einschlafen zu können. Frau A. vertraut auf die Kompetenz ihres Hausarztes und nimmt nun regelmäßig ihre Tabletten ein. Die Tropfen, die sie abends nimmt, zeigen ihre dämpfende Wirkung noch bis in den nächsten Tag hinein. Frau A. fühlt sich zwar nicht mehr

> so aufgewühlt, aber immer weniger leistungsfähig und zusehends müder. Schon bald kann sie nicht mehr ohne ihre abendlichen Tropfen einschlafen und ist am nächsten Tag wie gerädert. Auch ihre Ängste sind nicht weniger geworden. Zeitweise spürt sie keine Emotionen mehr, nur eine innere Leere.

Dieses Beispiel soll verdeutlichen, dass der Umgang mit Psychopharmaka oft leichtfertig ist. Antidepressiva und Beruhigungsmittel werden häufig und teilweise ohne gründliche Aufklärung über mögliche Risiken, Nebenwirkungen und Probleme beim Absetzen der Medikamente in der hausärztlichen Praxis verordnet. Auch wenn die internationalen Leitlinien darauf hinweisen, dass Antidepressiva nicht abhängig machen, ist diese Aussage kritisch zu hinterfragen. Es ist nicht völlig auszuschließen, dass ein Patient, der jahrelang ein Antidepressivum eingenommen hat und sich entschließt, das Präparat abzusetzen, dies vermutlich nicht so einfach schaffen wird.

Wenn Antidepressiva auch zu keiner richtigen Sucht führen, so kann doch eine Art Abhängigkeit und Gewöhnung die Folge sein. Deshalb sollte man das Medikament nicht abrupt absetzen, sondern die Dosis schrittweise reduzieren. In jedem Fall ist eine umfassende Aufklärung und Risikoabwägung durch den behandelnden Therapeuten unerlässlich. Auch unter Psychotherapeuten ist der Einsatz von Antidepressiva nicht unumstritten. Einige Forschungsberichte und Studien haben gezeigt, dass sie nicht unbedingt besser abschneiden als Placebos. Allerdings hat eine kurzfristige Einnahme eines Beruhigungsmittels bei traumatischen Belastungen oder Schockzuständen durchaus seine Berechtigung.

Psychotherapie

In der klassischen Psychotherapie (der professionellen Behandlung seelischer (psychischer) Störungen durch Gespräche und Übungen mit einem Psychotherapeuten) gibt es verschiedene Ansätze, um eine Angsterkrankung in den Griff zu bekommen. Es gibt jedoch kein Erfolgsrezept. Jeder Betroffene muss für sich selbst den Weg finden, auf dem er sich wohl und auch gut aufgehoben fühlt.

Leider ist es aktuell nicht leicht, einen Platz bei einem geeigneten Psychotherapeuten zu bekommen und die Wartezeit beträgt oft mehrere Monate. In diesem Fall empfiehlt es sich, den Hausarzt zu informieren. Eventuell kann er Ihnen schneller einen Therapieplatz für den Betroffenen vermitteln. Es gibt mittlerweile auch Koordinationsstellen der Kassenärztlichen Vereinigungen, bei denen Sie eine Liste von Psychotherapeuten in Ihrem Umkreis erhalten können. Manchmal hat man Glück und bekommt schnell einen Beratungstermin bei einem Psychologen. Dieses Erstgespräch dient jedoch eher der Information und ist nicht als Beginn einer Psychotherapie zu sehen.

Verhaltenstherapie

Eine wirkungsvolle Behandlungsmethode ist die sogenannte Verhaltenstherapie. Sie ist darauf ausgerichtet, Verhaltensstrukturen zu erkennen und durch Übungen aufzulösen. Die Verhaltenstherapie hat ihren Fokus im Hier und Jetzt, auf dem momentanen Erleben des Patienten. Sie geht davon aus, dass unser Leben durch bestimmte Lernvorgänge geprägt ist und wir diese Erfahrungen in uns abspeichern. Haben wir beispielsweise Angst, in ein Flugzeug zu steigen, werden die Ursachen dafür gesucht. Das kann ein früheres Erlebnis sein, ein turbulenter Flug, den wir als negatives Ereignis in unserem Gehirn abgespeichert haben. Der Therapeut setzt auf bewährte Methoden, um den Patienten schrittweise an sein Problem heranzuführen.

Eine Methode innerhalb der Verhaltenstherapie ist die sogenannte Konfrontationstherapie. Sie zielt darauf ab, den Patienten mit der angstauslösenden Situation zu konfrontieren. Dies geschieht nicht durch eine direkte Konfrontation mit dem Reiz, der Angst auslöst, sondern in kleinen, aufeinander aufbauenden Schritten.

Hypnotherapie

Die Hypnotherapie wurde maßgeblich durch den amerikanischen Psychiater und Psychologen Milton H. Erickson geprägt. Für ihn war das Unbewusste eine unerschöpfliche Ressource zur kreativen Selbstheilung. Der Hypnotherapeut hilft dem Patienten mittels kommunikativer Techniken in tiefe Entspannung, in hypnotische Trance zu gelangen. In diesem Zustand kann er Zugang zu unbewussten Prozessen seiner Psyche finden. Der Therapeut nutzt Metaphern, Wortspiele, Sprachbilder, um bei dem Betroffenen in Trance neue Ideen und Lösungsmöglichkeiten für seine Probleme anzuregen.

Gesprächstherapie (klientenzentrierte Psychotherapie)

Das Gespräch ist ein wesentlicher Baustein jeder Therapie und die Gesprächstherapie zählt zu den häufigsten Formen der Psychotherapie und Psychoanalyse. Dabei geht es darum, sich selbst besser kennenzulernen, alte problematische Denkmuster aufzuspüren und sich so weiterentwickeln zu können.

Unter dem Begriff der Gesprächstherapie wird häufig auch die klientenzentrierte oder personzentrierte Psychotherapie verstanden, die von dem amerikanischen Psychologen Carl R. Rogers entwickelt wurde. Dabei steht der Mensch im Mittelpunkt, nicht das Problem selbst. Die Haltung des Therapeuten spielt hier eine wichtige Rolle: Er begegnet dem Patienten wertschätzend, achtend und ohne Wertung. Er ermöglicht ihm, sich selbst besser zu verstehen und gibt Impulse zur Bewältigung seines Problems. Er hält sich bewusst mit Interpretationen zurück und ermöglicht es so dem Patienten, kreativ eigene Einsichten zu gewinnen.

Systemische Therapie (systemische Familientherapie)

Der Grundgedanke der Systemischen Therapie ist, dass der Schlüssel zum Verständnis und damit auch zur Lösung von Problemen nicht nur in der betroffenen Person selbst, sondern in den familiären und sozialen Zusammenhängen liegt. Die Aufmerksamkeit wird daher auf den Lebenskontext des Betroffenen gelegt, auf das gesamte Herkunftssystem. Das Familiensystem, die Wechselwirkungen und die Interaktion zwischen den Familienmitgliedern spielen dabei eine entscheidende Rolle. Es wird davon ausgegangen, dass die Personen, die an der Entstehung eines Problems beteiligt sind, auch wichtig für Veränderungen und Lösungsprozesse sind. Neben der Familie können dies auch andere Personen, Gruppen oder Institutionen sein.

Körperpsychotherapie (körperorientierte Psychotherapie)

Sie ist eine humanistisch und tiefenpsychologisch geprägte Methode. Sie sieht den Menschen als untrennbare Einheit von Körper und Psyche und die Körperwahrnehmung als Möglichkeit, unbewusste psychische Prozesse aufzudecken und ins Bewusstsein zu bringen. Im Fokus der therapeutischen Arbeit steht das momentane, auf körperlicher Ebene empfundene Erleben. Die Körperpsychotherapie geht davon aus, dass der Mensch Erfahrungen von früher Kindheit an in seinem Körper speichert. Werden aus früheren Erfahrungen beispielsweise Überzeugungen abgeleitet wie »Ich bin nicht gut genug«, dann wird dies als Gefühl im Körper abgespeichert. Es kann nur dann verändert werden, wenn auf der gefühlten körperlichen Ebene eine andere Erfahrung möglich wird. Ziel ist es, diese inneren Blockaden mittels körperlicher Übungen wie etwa Körperwahrnehmungsübungen oder Berührung aufzulösen.

Gestalttherapie

Sie geht auf die deutschen Psychoanalytiker Fritz und Laura Perls zurück und ist ein Verfahren innerhalb der Psychotherapie, das sich nicht an einem traditionellen Krankheitsmodell orientiert, sondern den Klienten als einen »Experten seiner Selbst« wahrnimmt. Der Fokus liegt im Hier und Jetzt. Der Therapeut versteht sich als Begleiter und Unterstützer des Klienten, der für sich selbst neue Wege finden, sein Leben aktiv gestalten soll. Dabei kommen verschiedene therapeutische Methoden zum Einsatz. Neben dem Dialog wird mit Rollenspielen, Körpersprache und neuen Körperbewegungen experimentiert.

Welche Alternativen gibt es?

Sollte es mit einem Therapieplatz zu lange dauern, dann besteht die Möglichkeit, recht schnell einen Termin bei einem Heilpraktiker für Psychotherapie zu bekommen. Meist werden die Kosten allerdings nicht durch die gesetzliche Krankenkasse übernommen. Alternativ kann auch ein privat tätiger Psychologe ohne Kassenzulassung meist innerhalb kürzester Zeit einen Termin anbieten. In Ausnahmefällen können die Rechnungen für die Therapie von der gesetzlichen Krankenkasse beglichen werden, wenn alle Versuche, einen Therapieplatz zu bekommen, fehlgeschlagen sind. Ihre Bemühungen müssen Sie schriftlich dokumentieren und der Krankenkasse vorlegen.

Eine weitere Möglichkeit ist, sich an die psychiatrische Ambulanz eines Krankenhauses zu wenden. Dort gibt es meist Sprechstunden, die für akute Fälle reserviert sind. Dies ist eine gute Alternative, wenn man schnell Hilfe benötigt und sich auch über das weitere Vorgehen informieren möchte.

Um kurzfristige Hilfe zu bekommen, kann man sich auch an eine psychologische Beratungsstelle wenden. Meist gibt es in jeder Stadt kirchliche oder freie Träger, wie Caritas und Arbeiterwohlfahrt (AWO), die psychologische Beratung anbieten. Informieren Sie sich beim Bürgerservice oder über die Internetadresse der jeweiligen Kirchengemeinden.

Die Klinik als letzte Option?

Wenn Betroffene keinen geeigneten Therapieplatz finden, gibt es auch noch die Möglichkeit eines Klinikaufenthalts. Bei akuten Beschwerden wird man in der Regel sehr schnell aufgenommen. Diese Option sollte dann in Betracht gezogen werden, wenn der Leidensdruck sehr groß ist und spätestens dann, wenn der Betroffene Gefahr läuft, sich selbst oder andere Menschen zu verletzen. Dann ist eine ambulante Therapie nicht mehr ausreichend.

DAS SPRICHT FÜR EINEN KLINIKAUFENTHALT

▶ *kurzfristige Aufnahme und ein schneller Therapiebeginn*
▶ *engmaschige Therapieeinheiten, meist mehrmals pro Woche*
▶ *Gruppentherapie und Austausch mit anderen, denen es ähnlich geht*
▶ *Umgebungswechsel, der manchmal schon das Gesamtbefinden verbessern kann*
▶ *Alle Versuche, einen Therapieplatz zu bekommen, sind gescheitert.*
▶ *Der Leidensdruck und die Angst nehmen überhand und der Angsterkrankte ist auch bereit, in eine Klinik zu gehen.*
▶ *Der Betroffene gefährdet sich selbst oder andere.*

Aus seinem gewohnten Umfeld, in eine völlig andere Umgebung zu kommen, ist oft nicht ganz leicht für den

Betroffenen, und er wird einige Zeit brauchen, bis er sich in seiner neuen Umgebung eingelebt hat. Viele wollen ihr gewohntes Umfeld allerdings nicht verlassen und schaffen es auch, die Zeit bis zu einem Therapiebeginn beispielsweise durch einen Heilpraktiker für Psychotherapie oder einen Coach zu überbrücken. Die Atmosphäre in einer Klinik kann bei manchen auch dazu führen, dass sie sich sogar kränker fühlen als zuvor. Eine Gruppentherapie kann die Angst ebenfalls verstärken und ist nicht für jeden geeignet, da die Ängste von anderen Personen auf den Betroffenen »überschwappen« können.

Ob Psychotherapie, ein Gespräch bei einem psychologischen Berater oder die Anbindung an eine Klinik: Es ist für den Betroffenen und auch für Angehörige und Freunde nicht immer ganz einfach, sich mit den vielen Alternativen auseinanderzusetzen und die passende Entscheidung zu treffen. Leider gibt es kein Patentrezept, welche für jedermann die richtige ist. Wichtig ist, dass sich der Angsterkrankte gut aufgehoben und als Mensch in seiner Gesamtheit angenommen fühlt. Damit er spürt, man kümmert sich um ihn und will das Beste für ihn erreichen. Bei der Wahl eines geeigneten Therapeuten ist es wichtig, dass die Chemie zwischen dem Therapeuten und dem Betroffenen stimmt. Davon hängt der Erfolg einer Psychotherapie ab. Suchen Sie gemeinsam eine Lösung, bei der sich alle Beteiligten wohlfühlen.

Ganzheitliche Psychotherapie

Bei einer ganzheitlichen Diagnose stehen Körper, Geist und Seele im Mittelpunkt. Der Mensch wird in seiner Gesamtheit wahrgenommen, als Wesen, das von unterschiedlichen Faktoren wie familiären Umständen und beruflicher Situation geprägt und beeinflusst wird. Man betrachtet nicht ein körperliches Symptom oder ein Problem isoliert, sondern setzt es in Verbindung zu verschiedenen Bereichen des Lebens und der seelischen Verfassung.

Die ganzheitliche Psychotherapie und psychologische Beratung knüpft an diese Vorstellungen an und sieht den Menschen ebenfalls in seiner Gesamtheit. Sie bedient sich unterschiedlicher Therapiemethoden und integriert diese zu einem ganzheitlichen Behandlungsansatz. Sie holt den Patienten dort ab, wo er gerade steht. Jeder Mensch ist individuell und braucht dementsprechend auch eine für ihn passende Therapie. So kann beispielsweise die Gesprächstherapie mit einer anschließenden Hypnose oder einer geführten Meditation ergänzt werden. Auf körperlicher Ebene können Blockaden gelöst werden, indem man auf beruhigende und angstlösende Wirkstoffe beispielsweise aus der Naturheilkunde, der klassischen Homöopathie, der Bachblütentherapie, der chinesischen Medizin oder der Phytotherapie zurückgreift.

Der ganzheitliche Therapieansatz basiert auf der Annahme, dass das Gleichgewicht zwischen Körper Geist und Seele durch eine oder mehrere Blockaden gestört ist. Diese

Blockaden können ganz unterschiedliche Ursachen haben. Sie können sowohl körperlich oder seelisch, als auch spiritueller Natur sein. Im letzteren Fall wäre die Blockade als eine Art »Lernaufgabe« zu verstehen: Eine Angst ist da, um innere Prozesse in Gang zu bringen, die für den persönlichen Lebensweg nützlich sein können.

Das bedeutet konkret, dass alles, was um uns geschieht, durch uns selbst erschaffen ist. Dass jeder Mensch für sich selbst und seine Zukunft verantwortlich ist und auch Belastendes uns nicht ohne Grund zustößt, sondern – konstruktiv betrachtet – die Möglichkeit zu innerem Wachstum bietet. Wenn Sie Ihre Einstellung zu einem bestimmten Thema verändern, können sich dadurch auch die Gefühle und wichtige Bereiche Ihres Lebens verändern. Durch Ihre Gedanken erhält Ihre Welt neue Impulse und Sie können sie nach Ihren Wünschen positiv gestalten. Es geht optimalerweise darum, Dinge und Situationen ohne Wertung wahrzunehmen und zu hinterfragen, was einem eine bestimmte Erkrankung sagen möchte. Betrachtet man das Problem der Angst ganzheitlich und spirituell, dann wird deutlich, dass die Angsterkrankung durchaus auch Potenzial für die eigene Entwicklung bietet und – bei allem damit einhergehenden Leid – nicht ausschließlich negativ für den Betroffenen ist.

Angst als Chance?

»Ich glaube, dass die Angst, die man hat, wenn man an einem Abgrund steht, in Wahrheit vielmehr eine Sehnsucht ist. Eine Sehnsucht, sich fallen zu lassen – oder die Arme auszubreiten und zu fliegen.«

Isabel Abedi (dt. Kinder- und Jugendbuchautorin)

Viele Betroffene fragen sich, warum gerade sie an einer psychischen Erkrankung leiden. Sie fühlen sich als Opfer ihrer selbst und gleichzeitig auch gefangen in ihrer eigenen Rolle. Es ist nachvollziehbar, dass diese Fragen gestellt werden. Doch bei allen Schuldzuweisungen gegen sich oder andere ist es wichtig, auch seine eigenen Stärken zu erkennen. Jeder ist selbst der Regisseur seines Lebens und keiner kann ihm seine Erfahrungen oder Konflikte aus der Kindheit und Partnerschaft abnehmen. Er ist »der Pilot in seinem eigenen Flugzeug des Lebens«.

Es ist wichtig, dass der Betroffene Verantwortung für sich selbst und sein Leben übernimmt. Dass er auch Ursachen beachtet, die er sich selbst nicht erklären kann oder die außerhalb seiner Vorstellungskraft liegen. Dann wird er merken, dass in ihm Ballast abfällt und es für ihn einfacher wird. Alles im Leben hat seinen Grund, und darum geht es auch in der ganzheitlichen Psychotherapie. Auch aus ver-

meintlich negativen Dingen können sich Entwicklungs-
möglichkeiten ergeben, die auf den ersten Blick noch gar
nicht ersichtlich sind.

Natürlich ist es in dieser Situation, auch für die Angehörigen und Freunde, nicht einfach, das Positive zu sehen.
Aber schauen wir uns an, welches Potenzial eine Angsterkrankung für die Entwicklung des Betroffenen ganz konkret und objektiv haben kann:

1. *Sich fokussieren:* Durch die Angsterkrankung konzen-
   triert man sich verstärkt auf seine Gefühle und Emotionen und setzt sich mit ihnen auseinander, was man
   zuvor vielleicht nicht getan hat oder auch bewusst
   nicht wollte. Die Angst spiegelt häufig innere Verlet-
   zungen und verdrängte Gefühle wider und ermöglicht
   es, ihnen einen Raum zu geben. Dadurch kann man zu
   innerer Heilung finden.

2. *Selbstreflexion üben:* Dadurch, dass der Betroffene mit
   einem Therapeuten, mit Angehörigen und Freunden
   über seine Gefühle und Ängste spricht, lernt er, über
   sich nachzudenken und sich intensiver mit sich selbst
   auseinanderzusetzen. Das kann andere, neue Sichtwei-
   sen eröffnen.

3. *Mut zu Veränderung:* Angst ist ein wichtiger Motor,
   wenn es um Veränderungen geht. Aus Angst möchten
   wir oft, dass alles beim Alten bleibt und halten an gewohnten Strukturen und Mustern fest. Die Angst kann
   so weit gehen, dass wir viele Dinge nicht verwirklichen:

einen neuen Job nicht annehmen, aus einer Wohnung, in der wir uns unwohl fühlen, nicht ausziehen, kinderlos bleiben. Wird die Angst jedoch so stark, dass wir das Gefühl haben, in einer Sackgasse gelandet zu sein, dann kann sie auch Antrieb sein für eine Veränderung. Das kann durch eine Therapie geschehen, für die sich der Betroffene entscheidet, auch unterstützt durch Angehörige und Freunde. Aus Angst wird Mut und der Betroffene kann in seine eigene Kraft kommen. Zuvor nicht wahrgenommene Talente oder Stärken werden sichtbar und können genutzt werden.

4. *Angst als Helfer*: Auch wenn sie kein angenehmes Gefühl ist, kann sie uns doch auch vor Dingen bewahren, die uns in dieser Situation nicht guttun würden. Als natürlicher Schutzfaktor kann sie in Krisensituationen sogar nützlich sein. Betrachtet der Betroffene seine Ängste nicht mehr als »Dämon«, sondern nimmt sie als Helfer an, dann wird er merken, dass seine Angst nicht mehr über sein Leben bestimmt. Er beginnt damit, langsam wieder die Kontrolle zu übernehmen und sich innerlich mehr und mehr zu befreien.

Hilfe für Angehörige und Freunde von Betroffenen

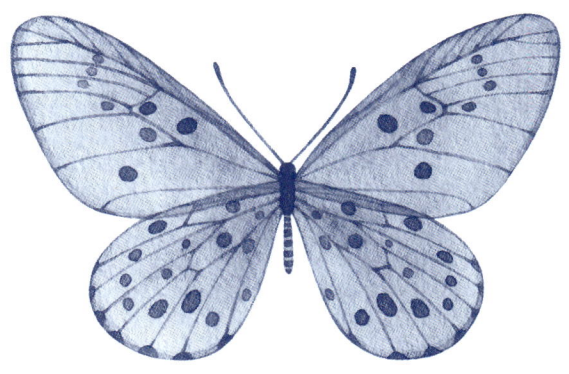

Wie sich das Leben verändern kann

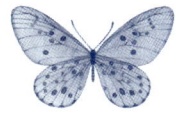

Für Sie als Angehöriger oder als Freund eines Angsterkrankten kann sich das Leben in vielerlei Hinsicht verändern. Nie dagewesene Probleme oder Belastungen können den Tagesablauf bestimmen und behindern und Sie an Ihre körperlichen und seelischen Belastungsgrenzen bringen. Doch es gibt viele Möglichkeiten, dem Betroffenen zu helfen. Vor allem gibt es auch konkrete Vorschläge, wie Sie selbst besser mit der Situation zurechtkommen können.

Ob als Lebenspartner oder guter Freund, für den Umgang mit einem psychisch Kranken gibt es dabei keine großen Unterschiede. Als Freund haben Sie allerdings die Möglichkeit, sich auch mal aus einer belastenden Situation zurückzuziehen und sind nicht ständig mit dem Thema Angst konfrontiert. Auch wenn Ihre Freundschaft darunter leiden kann, so haben Sie doch immer noch eine gewisse Distanz und den nötigen Abstand. Anders sieht es dagegen in einer Partnerschaft aus. Hier sind Sie stärker gefragt, mit den Sorgen und Ängsten zurechtzukommen, um nicht auch noch in eine Beziehungskrise zu geraten. Hier ist es meist nicht möglich, sich den neuen Herausforderungen zu entziehen. Häufige Konflikte und nicht selten auch sexuelle Probleme sind die Folge.

Auch wenn ich im Folgenden vor allem den Partner anspreche, der in stärkerem Maße von dieser Situation betroffen ist, so gelten doch alle Ratschläge in gleicher Weise für andere Angehörige und enge Freunde. Die Anfangsphase einer Angsterkrankung ist häufig die schwierigste, da alle Gefühle und Emotionen, mit denen man nun konfrontiert wird, wahrscheinlich Neuland sind. Man ist besorgt, verunsichert und auch verzweifelt, weil man merkt, dass plötzlich alles ganz anders ist.

Andrea und Matthias

Es war ein schöner Abend gewesen: Andrea und ihr Freund Matthias hatten sich köstlich beim Essen in ihrem Lieblingsrestaurant amüsiert und sich anschließend noch im Kino einen lustigen Film angeschaut. Auf der Heimfahrt stieg Andrea lachend ins Auto und sagte: »Ich fahre«. Doch schon kurz nachdem sie den Wagen gestartet hatte, merkte Matthias, dass etwas nicht stimmte. Andrea saß angespannt hinter dem Lenkrad und versuchte hektisch, das Auto auf der Fahrbahn zu halten. Irgendetwas war nicht in Ordnung und Matthias merkte, wie sie immer angespannter wurde. Auf seine Nachfrage hin erwiderte Andrea, dass sie ein unglaubliches Engegefühl in der Brust habe, ihr Herz schlage bis zum Hals und sie sehe alles nur noch ganz verschwommen. Matthias bat sie, an der nächsten Parkbucht anzuhalten.

Andrea wurde zusehends nervöser, und Schweißperlen standen ihr auf der Stirn. Sie wirkte starr, fast schon abwesend. Matthias wusste sich nicht zu helfen. Er merkte, dass es Andrea gerade wirklich schlecht ging und versuchte beruhigend auf sie einzureden. Er war überfordert mit der Situation und wusste gar nicht so recht, wie er sich verhalten sollte. »Vielleicht hat sie einen Schlaganfall, einen Herzinfarkt oder irgendwas dergleichen«, dachte er. Er rief den Rettungswagen, und Andrea wurde in ein Krankenhaus gebracht. In der Notaufnahme wurde sie untersucht, EKG und Blutbild wurden gemacht. Doch körperlich schien alles in bester Ordnung zu sein. Der Arzt konnte nichts feststellen. Als Ursache vermutete er zu viel Stress, Sorgen oder Anspannung. Andrea hatte wohl gerade ihre erste Panikattacke gehabt.

Vielleicht haben auch Sie sich schon einmal in einer ähnlichen Situation wie Matthias befunden. Die plötzliche Hilflosigkeit und die Sorge gespürt, dass dem Partner etwas zustoßen könnte. Das Schlimme an einer Panikattacke ist ja, dass es meist nicht bei einem Angstanfall bleibt, sondern dass diese Attacken immer häufiger und in kürzeren Abständen auftreten können.

Auch bei dem Beispielpaar Andrea und Matthias sah die weitere Entwicklung nicht ganz so rosig aus. Andrea bekam nun immer häufiger beim Autofahren eine Panikattacke und traute sich bald gar nicht mehr zu fahren. Auch Kino- und Restaurantbesuche wurden für sie zu einer immer größeren Belastung, da sie in ihrem Kopf den besagten Abend der ersten Panikattacke abgespeichert hatte. Viele Dinge, die ihr zuvor noch viel Freude bereitet hatten, wurden allmählich zu einer unüberwindbaren Hürde, und Andrea zog sich immer mehr in ihre eigenen vier Wände zurück.

Dieses Beispiel ist leider keine Seltenheit und zeigt, wie schnell sich eine Angsterkrankung entwickeln und so das Leben auf den Kopf stellen kann. Häufig isoliert sich der Partner von gemeinsamen Aktivitäten und Hobbys und entwickelt eine immer stärkere Angst vor Unternehmungen: möchte nicht mehr ins Kino, Restaurant oder mit Freunden ausgehen. Viele Dinge, die Sie immer gemeinsam und gerne gemacht haben, sind nun plötzlich nicht mehr möglich oder bereiten enormen Stress. Folgende Verhaltensweisen bei Ihrem Partner können die ersten Anzeichen einer psychischen Erkrankung sein:

- Ihr Partner zieht sich zurück, isoliert sich und hat nur noch wenig Lust auf gemeinsame Unternehmungen.
- Er kommt immer häufiger gestresst von der Arbeit nach Hause oder meldet sich öfters krank.
- Es fällt ihm oft schwer, zur Arbeit zu kommen. Er hat Angst, mit dem Auto oder öffentlichen Verkehrsmitteln zu fahren.
- Sie haben das Gefühl, dass Ihr Partner in seiner eigenen Welt lebt.

- Sein Radius wird immer kleiner, er bewegt sich am liebsten nur noch in seinem privaten Umfeld.
- Er greift immer häufiger zu Alkohol oder raucht auch mehr als zuvor.

Sie als Angehöriger fühlen sich nun wahrscheinlich hilflos und wechseln zwischen liebevoller Unterstützung und Wut- und Ohnmachtsgefühlen. Eigentlich möchten Sie Ihrem Partner helfen, dass er seine Angst schnellstmöglich wieder loswird, aber manchmal sind Sie damit einfach überfordert und wissen sich selbst nicht mehr zu helfen. Vielleicht belasten Sie sogar Schuldgefühle, und Sie glauben, für die Ängste Ihres Partners verantwortlich zu sein. Manchmal spüren Sie eine innere Mut- und Kraftlosigkeit. Sie wollen nur das Beste für ihn, doch klappt dies dann nicht auf Anhieb, sind Sie verzweifelt, weil Sie das Gefühl haben, Ihrem Partner nicht helfen zu können. Auch wenn Sie verständlicherweise möchten, dass Ihr Partner seine Ängste schnell wieder verliert, sollten Sie sich bewusst machen, dass es meist viel Zeit und Geduld erfordert, bis sich eine Besserung einstellt. Auch Rückschläge sind normal und sollten nicht überbewertet werden. Eine Angsterkrankung entwickelt sich mitunter schleichend über Jahre hinweg, und entsprechend kann auch eine ganzheitliche Heilung oftmals lange dauern.

Manchmal kann es auch vorkommen, dass Ihr Partner Sie zurückweist, weil er einfach im Moment so mit sich selbst beschäftigt ist und nicht weiß, wie er seine Ängste wieder in den Griff bekommen kann. Nehmen Sie ihm dieses Verhalten nicht übel, er will Sie damit nicht bewusst verletzten oder kränken. Die Situation ist für ihn eine Überforderung und starke Belastung, die alles andere in den Hintergrund drückt.

Mittlerweile sind Sie vielleicht schon ein richtiger Experte auf dem Gebiet der Angsterkrankungen. Sie lesen sich in Selbsthilfeforen ein, informieren sich auf Internetseiten oder haben vielleicht schon einmal einen Psychologen um Rat gefragt. Das sind gute Möglichkeiten, um dem Partner zu helfen. Wichtig ist jedoch, dass Sie sich selbst bei all dem nicht vergessen und Ihren Alltag nur noch nach den Bedürfnissen Ihres betroffenen Partners gestalten. Geben Sie auf sich acht, wenn Sie folgende Verhaltensweisen bei sich selbst bemerken:

- Sie entwickeln Schuldgefühle, dass Sie für die Ängste Ihres Partners verantwortlich sind.
- Sie vernachlässigen Ihre eigenen Bedürfnisse.
- Sie sind verzweifelt und ziehen sich ebenfalls von Freunden und Hobbys zurück.
- Sie unternehmen aus Rücksicht auf Ihren Partner nichts mehr alleine.

Gerade auf partnerschaftlicher Ebene ist es wichtig, dass Sie die nötige Distanz zwischen sich und den Ängsten Ihres Partners wahren. Halten Sie sich auch vor Augen, dass Sie nicht sein Erziehungsberechtigter sind, und fallen Sie nicht in eine »Kümmerer«-Rolle. Es ist eine Gratwanderung: Ihr Partner muss spüren, dass Sie ihn ernst nehmen und seine Ängste verstehen wollen – aber auch, dass Sie sich nicht von seinen Ängsten vereinnahmen lassen. Versuchen Sie sich hier ganz klar zu positionieren und abzugrenzen. Das bedeutet: Lassen Sie nicht die Ängste Ihres Partners zu Ihren eigenen werden, und schränken Sie dadurch nicht Ihren eigenen Lebensraum ein. Hier ist es wichtig, dass Sie die nötige Balance finden zwischen liebevollem, empathischem Verständnis auf der einen und Wahrung der eigenen Autonomie auf der anderen Seite.

Das folgende Beispiel zeigt, wie sehr eine psychische Erkrankung – in diesem Fall handelt es sich um eine Angsterkrankung mit einer depressiven Verstimmung als Begleiterscheinung – zu einer Zerreißprobe für die ganze Familie und auch für Freunde werden kann.

Familie Müller

Familie Müller führt ein beschauliches Leben in einem Frankfurter Vorort. Sie haben sich ein kleines Einfamilienhaus gekauft, worauf noch einige Schulden liegen. Martin Müller leitet einen Elektrobetrieb und seine Frau Anna kümmert sich um die Büroarbeit und die Finanzen. Nach der Schule hilft auch Sohn Florian manchmal bei seinem Vater.

Anna ist schon immer ein sehr ängstlicher Typ gewesen und hat gerne ihre Familie um sich. Seit ihr Sohn 16 Jahre alt geworden ist, geht er häufig mit Freunden aus und kommt am Wochenende erst spät nachts nach Hause. Darüber ist Anna sehr besorgt, auch weil sie eine enge Bindung zu ihrem Sohn hat und ihn nur sehr schwer loslassen kann. Auch hat sie den Tod ihrer Eltern vor einigen Jahren noch immer nicht verarbeitet. Ihr Vater ist ganz plötzlich an einem Herzinfarkt verstorben und ihre Mutter, nach einigen Leidensmonaten, an einer Krebserkrankung. Sie ist manchmal traurig und lebt in den alten Erinnerungen.

Eines Nachmittags sieht sie in einer Fernseh-Talkshow eine Frau, der es ähnlich geht, die den Tod ihrer Eltern auch nicht verarbeiten kann. Bei Anna kommen nun viele Erinnerungen an ihre Kindheit hoch und sie kann sich gut in diese Frau hineinversetzen. Nach der Sendung kommt sie immer weiter ins Grübeln und merkt, wie ihre Vergangenheit sie immer mehr einholt. In der folgenden Nacht kann sie nicht schlafen, liegt wach und spürt eine starke innere Anspannung. Dies ändert sich auch am nächsten Tag nicht, sie fühlt sich erschöpft und möchte nicht zu ihrem Mann ins Büro fahren. Sie meldet sich krank. In der Hoffnung, dass sie sich am Abend wieder besser fühlt, schläft sie den Tag über. Die Fernsehsendung hat einiges in ihr ausgelöst, sie regelrecht »angetriggert«. Sie fühlt sich ängstlich und nervös.

Auch in den folgenden Tagen merkt Martin die Anspannung seiner Frau. Sie kommt nicht mehr ins Büro, die Kundenaufträge können nicht bearbeitet werden und bleiben liegen. Anna schafft es gar nicht mehr, das Haus zu verlassen. Sie hat

Angst, weint viel und verbringt die meiste Zeit des Tages im Wohnzimmer. Dort fühlt sie sich sicher und geborgen. Wenn sie nur daran denkt, rausgehen zu müssen, bekommt sie Herzrasen und schweißnasse Hände. Ihr Mann fühlt sich überfordert und bittet Marie, Annas beste Freundin, um Hilfe. Er weiß nicht, wie er mit seiner Frau am besten umgehen soll. Er muss seine Arbeitszeiten verkürzen, da er ein ungutes Gefühl hat, Anna alleine zu Hause zu lassen.

Das Büro ist mittlerweile schon seit einigen Wochen nicht mehr besetzt, viele Anfragen bleiben liegen. Wenn es so weitergeht, fürchtet Martin, seinen Betrieb schließen zu müssen. Auch seine Familie und Marie, die nun Hilfe bei einer Beratungsstelle sucht, leiden unter der Situation. Anna kann den Haushalt nicht mehr machen, sie traut sich nicht mehr alleine zum Einkaufen und ist auf die Hilfe ihres Mannes angewiesen. Die Situation ist zugespitzt und wie in einer Sackgasse, aus der es kein Entkommen zu geben scheint. Der Haussegen hängt gewaltig schief, da keiner mehr weiß, wie er reagieren soll.

Was können Sie als Partner tun?

Suchen Sie zunächst den offenen Dialog mit dem Betroffenen. Stimmen Sie sich auf das Gespräch ein und sorgen Sie für eine angenehme Atmosphäre. Sie sollten möglichst nicht dann miteinander sprechen, wenn Sie nach einem langen Arbeitstag gestresst nach Hause kommen. Nehmen Sie sich bewusst Zeit füreinander. Teilen Sie Ihrem Partner mit, welche Gefühle seine Angstproblematik in Ihnen auslöst. Sprechen Sie offen darüber, dass Sie sich manchmal unsicher und hilflos fühlen und nicht recht wissen, wie Sie damit umgehen sollen.

Bei einer spezifischen Angst, die sich auf ein konkretes Objekt oder eine bestimmte Situation bezieht, die man leicht meiden kann, wird Ihnen das noch verhältnismäßig leicht fallen. Schwierig wird es jedoch bei einer generalisierten Angst, die viele Lebensbereiche betrifft. Hier brauchen Sie viel Verständnis und Einfühlungsvermögen, wenn Sie mit den verschiedenen Facetten der Angst, die sich, eigentlich grundlos, in unterschiedlichen Situationen zeigt, konfrontiert werden.

Vermeiden Sie es, ihm Vorwürfe zu machen und versuchen Sie in der Ich-Form zu sprechen: »Ich empfinde es als belastend, dass …«, »Ich würde mir wünschen, dass …«. Nehmen Sie den Erkrankten ernst und spielen Sie seine Ängste nicht herunter. Auch Sätze wie »Ich weiß, wie du dich fühlst« oder »Ist doch halb so schlimm« sind in diesem Moment für ihn keine Unterstützung. Sie wissen nämlich nicht, wie es dem Betroffenen geht, und dass es »nicht schlimm« ist, können Sie ebenfalls nicht beurteilen. Versuchen Sie also nicht zu bewerten oder herabzusetzen. Für Ihren Partner ist die Angsterkrankung ohnehin eine sehr große Belastung.

Je mehr sich Ihr Partner mit seinen Ängsten auseinandersetzt, desto unangenehmer und schwieriger wird es für ihn. Natürlich sind viele Betroffene Meister der Verdrängung und können sich gut ablenken, aber sobald die Angst ihren Raum eingenommen hat, gehört sie wohl oder übel zum Leben dazu.

Ermutigen Sie Ihren Partner, sich professionelle Hilfe zu suchen. Seien Sie ihm dabei behilflich und begleiten Sie ihn auch zu seinem ersten Termin beim Therapeuten, wenn er das wünscht. Nehmen Sie ihm jedoch nicht alle Aufgaben und alle Verantwortung ab. Bedenken Sie: Ihr Partner hat zwar Ängste, aber keine schwere körperliche Erkrankung, die der Schonung bedarf!

Versuchen Sie, wann immer es möglich ist, gemeinsame sportliche Aktivitäten in Ihren Alltag einzubauen. Auch wenn es nur ein schöner abendlicher Spaziergang zu zweit ist. Körperliche Betätigung baut Stress ab und kann somit die Angst reduzieren. Gemeinsamer Sport ist zudem gut und stabilisierend für die Beziehung und kann das »Wir-Gefühl« stärken.

Betrachten Sie die Angst Ihres Partners keinesfalls als Ihr persönliches Feindbild! Ganz wichtig ist: Es geht nicht darum, die Angst mit aller Gewalt und auf schnellstem Wege zu bekämpfen. Manchmal braucht es Zeit und Geduld, bis sich die Symptome verbessern. Je mehr Druck Sie machen und je schneller Sie Erfolge sehen wollen, desto mehr wird sich ihr Partner zurückziehen und desto schlechter wird er sich fühlen. Der innere Druck, den sie ausüben, wird dazu führen, dass er sich abkapselt, unverstanden fühlt und sich im schlimmsten Falle von Ihnen distanziert. In diesem Falle heißt es: Üben Sie sich in Geduld! Alles, was man mit Zwang oder Druck herbeiführen will, wird am Ende vermutlich schiefgehen.

Vergleichen Sie auch Ihren Partner nicht mit anderen Personen. Wenn er beispielsweise unter extremer Flugangst leidet, sollten Sie nicht Sätze sagen wie: »Doris und Peter sind nächstes Jahr in Australien, da würde ich so gerne hin. Mit dir ist es ja nicht möglich, leider.« Das wertet nicht nur seine Gefühle und Ängste ab, sondern führt auch noch dazu, dass Ihr Partner sich wertlos fühlt. Und in einer gesunden Beziehung sollte dies unbedingt vermieden werden.

Eines gilt immer: Trotz all der Fürsorge ist es sehr wichtig, dass Sie sich selbst nicht vergessen! Sorgen Sie also für sich und vernachlässigen sie nicht Dinge, die Sie zuvor mit Freude gemacht haben, nur aus Rücksicht auf Ihrem Partner. Wenn Sie gerne wandern oder ins Schwimmbad gehen, er aber nicht mitmöchte, können Sie das ohne schlechtes

Gewissen auch alleine machen. Nehmen Sie sich auch das Recht heraus »Nein« zu sagen, wenn Sie merken, dass Ihnen etwas nicht guttut. Bleiben Sie sie selbst! Autonom und selbstbestimmt, aber nicht egoistisch. Versuchen Sie dabei auch die gewohnten gemeinsamen Aktivitäten mit Ihrem Partner, zum Beispiel das regelmäßig stattfindende Abendessen mit Freunden, beizubehalten und so Ihre Beziehung zu stärken.

Sehen Sie sich nicht als Therapeut Ihres Partners, sondern als wertvolle Unterstützung. Sagen Sie ihm, dass Sie selbstverständlich für ihn da sind, jedoch auch manchmal Ihre eigenen »Ruheinseln« und Freiräume brauchen. Achten Sie auf eine klare und liebevolle Kommunikation. Auch Sensibilität gehört dazu: Machen Sie Ihren Partner beispielsweise nicht eifersüchtig, wenn Sie schöne Dinge ohne ihn erlebt haben. Das könnte ihn verunsichern und schmerzen.

Ganz wichtig ist, dass Sie verstehen, dass Sie weder für die Ängste Ihres Partners verantwortlich sind, noch derjenige, der seine Ängste heilen kann. Gerade wenn Sie sich mittlerweile als Hobbypsychologe fühlen, selbst regelmäßig Selbsthilfegruppen besuchen und sich auf diesem Gebiet bestens auskennen, sollten Sie jetzt schleunigst die Notbremse ziehen! Denn jeder Versuch, therapeutisch mit dem Partner zu arbeiten, bringt die Paarbeziehung aus dem Gleichgewicht. Am Ende haben Sie dann unter Umständen einen angsterkrankten Partner und eine drohende Trennung.

10 GOLDENE REGELN FÜR SIE ALS PARTNER

1. *Suchen Sie den offenen Dialog mit Ihrem Partner und schildern Sie ihm Ihre Gefühle.*

2. *Stehen Sie Ihrem Partner zur Seite, fallen sie jedoch nicht in die Rolle seines Therapeuten.*

3. *Stoßen Sie liebevoll Ideen an, wie das Aufsuchen eines Therapeuten oder den Besuch einer Selbsthilfegruppe. Üben Sie jedoch keinen Druck und Zwang aus.*

4. *Wenn der Erkrankte eine Therapie machen möchte, können Sie ihn dahin begleiten und ihn unterstützen.*

5. *Bauen Sie anschließend aber die Unterstützung schrittweise ab. Stärken Sie die Autonomie Ihres Partners.*

6. *Feiern Sie kleine Schritte und Erfolge.*

7. *Drohen Sie niemals mit Trennung, wenn Ihr Partner seine Angst nicht verliert. Das schädigt grundlegend das Vertrauen und Ihr gemeinsames Fundament.*

8. *Halten Sie sich mit Vorwürfen, Schuldzuweisungen und manipulativen Verhaltensweisen zurück. Bedenken Sie: Dem Betroffenen geht es mit seiner Angst nicht gut.*

9. *Seien Sie liebevoll, empathisch und verständnisvoll.*

10. *Pflegen Sie Ihre eigenen Hobbys und Aktivitäten. Isolieren Sie sich nicht!*

Trotz oder gerade wegen der Angsterkrankung sollten Sie auch die schönen Momente in Ihrer Beziehung genießen. Akzeptieren Sie dabei Ihren Partner mit all seinen Unzulänglichkeiten, Ängsten und Unsicherheiten. Auch wenn Sie es wollen, Sie können sich nie hundertprozentig in die Gefühle eines anderen hineinversetzen und wissen nicht, welch einen inneren Kampf er gerade mit sich führt. Manche Ängste haben ihren Ursprung auch in der Kindheit, treten aber erst in späteren Jahren auf. Vielleicht ist Ihr Partner damit überfordert und kann sich nicht erklären, warum er sich so fühlt oder warum er mit Angst reagiert. Alles hat seine Zeit und alles braucht auch seine Zeit. Daher lautet auch hier die Devise: Üben Sie sich in Geduld.

Wie ging es weiter bei Andrea und Matthias?

Seit Andreas erster Panikattacke ist einige Zeit vergangen und es hat sich viel verändert. Die Angstanfälle traten nun immer häufiger, in ganz unterschiedlichen Situationen auf. Andrea zog sich immer mehr zurück. Für Matthias war das anfangs sehr schwierig, er wusste gar nicht, wie er mit ihr umgehen sollte. Er recherchierte im Internet, in verschiedenen Foren und Selbsthilfegruppen, und überall wurde dazu geraten, eine Psychotherapie zu machen. Er suchte das Gespräch mit Andrea und sagte ganz offen: »Ich weiß gar nicht so recht, wie ich mich dir gegenüber richtig verhalten soll.« Andrea hatte Verständnis für seine Unsicherheit, und sie beschlossen, erst mal gemeinsam zu ihrem Hausarzt zu gehen. Der konnte schon einige konkrete Vorschläge machen, was Andrea gegen ihre Ängste unternehmen könnte, und er schlug vor, zunächst einen Termin mit einem Psychologen in der Nähe zu vereinbaren. Er gab ihnen auch noch eine Therapeuten-Liste mit.

Die Suche war anfangs etwas mühsam, doch nach einigen Absagen hatte Andrea Glück und bekam einen Termin für ein erstes Gespräch. Matthias begleitete sie und gab ihr dadurch ein sicheres Gefühl. Die Therapeutin war sehr herzlich und Andrea fasste gleich Vertrauen und fühlte sich gut aufgehoben. Gemeinsam schilderten sie die Probleme, Sorgen und Unsicherheiten und auch, was sie verändern wollten. Die Therapeutin notierte sich alle Fragen und schlug Andrea zunächst eine 8-wöchige Therapie mit einer Sitzung pro Woche vor. Andrea stimmte zu und vereinbarte gleich den nächsten Termin. Matthias wollte nicht, dass Andrea ihre Selbstständigkeit aufgibt und animierte sie dazu, den wöchentlichen Weg zur Therapie allein anzutreten. Anfänglich war das für sie schwierig, doch die wöchentliche Routine tat ihr gut und sie war zusehends motivierter, ihre Termine wahrzunehmen.

Schon kurze Zeit später bemerkte Matthias eine Veränderung bei Andrea. Sie war wieder deutlich entspannter und ihre Angst zeigte sich nur noch in wenigen Situationen. Matthias lobte und bestätigte seiner Freundin immer wieder, auf einem guten Weg zu sein, und machte ihr Mut. Er versuchte, sich in Andrea hineinzuversetzen und schenkte ihr Aufmerksamkeit. Gleichzeitig jedoch wollte er ihre Selbstständigkeit fördern und ließ sie auch öfters alleine, um seine Hobbys zu pflegen, was ihm sehr guttat. Er ging wieder wie früher zweimal in der Woche mit seinem Freund joggen, besuchte einen Italienischkurs an der Volkshochschule und traf sich ab und an mit einem Freund aus der Schulzeit zu einem abendlichen Plausch. Innerhalb weniger Monate hatte sich die Situation für beide also sichtbar verbessert. Andrea hatte neue Kraft und Energie gewonnen. Matthias unterstützte seine Freundin in vielen Bereichen, gab ihr Mut und Zuspruch, vergaß sich selbst dabei aber nicht. Die Veränderung war deutlich spürbar: Sowohl bei Andrea, die ihre Ängste immer besser in den Griff bekam, als auch bei Matthias, dem eine gute Balance zwischen Fürsorge und Selbstfürsorge gelang.

Wenn eine Beziehungskrise droht

Ängste können häufig zu Spannungen innerhalb der Beziehung führen. Dies geschieht meist dann, wenn Sie versuchen, Druck auszuüben, eine Angstreduktion bei Ihrem Partner zu »erzwingen«. Dadurch erhöht sich seine Anspannung, was zu Gereiztheit, schlechter Laune und im schlimmsten Fall zu Aggression führen kann. Akzeptieren Sie, dass Sie zwar unterstützend intervenieren, aber niemals etwas durch Zwang herbeiführen können. Ihr Partner kann sich dadurch abgelehnt und in die Ecke gedrängt fühlen und am Ende die gesamte Beziehung infrage stellen. Es kann jedoch auch sein, dass er Ihre Verzweiflung spürt und sein Leidensdruck immer größer wird, weil zu seiner eigentlichen Angst nun auch noch die Angst hinzukommt, dass er Sie vielleicht als Partner verlieren könnte.

In beiden Fällen kann es hilfreich sein, einen Paarberater oder Paartherapeuten aufzusuchen. Gespräche mit einer neutralen dritten Person sind oftmals sehr hilfreich: Sie können innere Spannungen schnell abbauen, die Kommunikation innerhalb der Beziehung verbessern und den Fokus auch auf die schönen Dinge in der Beziehung lenken. Wenn Sie merken, dass es in Ihrer Partnerschaft immer wieder zu Krisen und Konflikten kommt, dann ist der »Lebensbaum der Partnerschaft« vielleicht eine geeignete Übung für Sie.

»Lebensbaum der Partnerschaft«

Stellen Sie sich einen Baum vor, mit seinen Wurzeln, seinen Ästen und Verzweigungen. Lassen Sie das Bild vor Ihrem inneren Auge Gestalt annehmen. Dann nehmen Sie ein leeres Blatt Papier und beginnen Sie ganz frei nach Ihren Vorstellungen Ihren persönlichen Baum zu zeichnen. Jede Wurzel und jede Verzweigung steht für etwas Bestimmtes in Ihrer Partnerschaft: Dies können beispielsweise gemeinsame Unternehmungen, positive Erlebnisse und auch Schicksalsschläge sein, die Sie mit Ihrem Partner gemeistert und die Sie zusammengeschweißt haben. Ihrer Fantasie sind dabei keine Grenzen gesetzt. Nehmen Sie sich für diese

Übung ein wenig Zeit. Der Baum muss selbstverständlich kein künstlerisches Meisterwerk werden, sondern soll Ausdruck Ihrer inneren Gefühle, Emotionen und Erinnerungen sein. Darauf kommt es an.

Es kann auch sein, dass Ihnen nichts einfällt und Sie lange vor dem leeren Papier sitzen. Das ist aber nicht schlimm. Alles, was da ist, wird aus Ihrem Innersten zum Vorschein kommen, und Sie brauchen sich nicht unter Druck zu setzen. Lassen Sie Ihre Gedanken frei fließen, hören Sie in sich hinein und lassen Sie alles so geschehen, wie es gerade geschehen möchte. Emotionen, Gefühle oder Erinnerungen, an die Sie vielleicht schon lange nicht mehr gedacht haben, werden auftauchen. Verdrängtes oder längst beiseitegeschobene schöne Dinge, die Sie gemeinsam erleben durften, sind dann plötzlich wieder ganz präsent.

Häufig realisieren Partner durch diese Übung, dass ihre Beziehung, vielleicht anders als angenommen, sehr starke und stabile Wurzeln besitzt. Dass sie widerstandsfähig ist gegen viele Stürme des Lebens. Erlebnisse und gemeinsame Erfahrungen, die das Fundament einer Beziehung sind und Vertrauen schaffen, können auf diese Weise an die Oberfläche gelangen. Viele Paare fühlen sich einander nach dem Durchspielen dieser Übung näher als zuvor, und ihnen wird bewusst, dass sie diese Partnerschaft nicht so einfach aufgeben sollten. Probieren Sie diese Übung aus und spüren Sie tief in sich hinein, wo vielleicht Ihre verborgenen Schätze der Beziehung liegen.

HILFREICH IN KRISENSITUATIONEN

▶ *Binden Sie den erkrankten Partner in Ihre Gefühlswelt mit ein, gehen Sie offen, ehrlich und respektvoll miteinander um.*

▶ *Setzen Sie sich selbst und Ihren Partner nicht unter Druck.*

▶ *Konzentrieren Sie sich auf schöne Dinge innerhalb Ihrer Beziehung.*

▶ *Schöpfen Sie Kraft aus verschütteten Ressourcen, wie gemeinsam erlebten Dingen, durchlebten Krisen und Schicksalsschlägen und gleichermaßen natürlich auch aus positiven Erinnerungen.*

▶ *Suchen Sie sich bei Bedarf professionelle Hilfe bei einem Paarberater oder Paartherapeut.*

▶ *Sprechen Sie mit einer Vertrauensperson über Ihre Gefühle, Ängste und Bedürfnisse.*

▶ *Seien Sie ehrlich zu sich selbst, versuchen Sie sich selbst besser zu verstehen und zu reflektieren.*

▶ *Fragen Sie sich ab und zu, welche Angst Ihres Partners Ihnen am meisten zu schaffen macht. Ist es vielleicht eine Angst, die Sie ebenfalls in sich tragen?*

Wenn Ihr Kind eine Angststörung hat

Immer mehr Kinder leiden schon in sehr jungen Jahren an großen Ängsten und Sorgen, die sich zu einer Angsterkrankung entwickeln können. Äußere Umstände, wie beispielsweise vorgeburtlicher Stress, eine Trennung der Eltern, Sorgen in der Schule oder familiäre und soziale Probleme können dazu beitragen, dass eine kleine Kinderseele all das nicht mehr verarbeiten kann und Ängste entwickelt. Eigentlich sollte doch die Kindheit eine unbeschwerte Zeit sein, in der sich das Kind frei entfalten, seine Stärken entwickeln und voller Freude und mit Spaß die Welt entdecken kann. Doch dieses Wunschbild einer perfekten Kindheit wird oft durch Probleme überschattet.

Für Sie als Eltern können die Ängste Ihres Kindes zu einer großen Belastungsprobe werden. Die ganze Familie kann darunter leiden und in ihrer familiären Struktur geschwächt werden. Viele Kinder reden nicht gerne über ihre Probleme. Sie fressen die Sorgen und Ängste in sich hinein und weinen heimlich. Oder aber sie tarnen ihre Ängste. Eine solche »Tarnung« kann beispielsweise das nächtliche Bettnässen sein, das einfach nicht aufhören will. Auch regelmäßige Wutanfälle können ein Ausdruck von innerer Angst sein, ebenso wie ein gestörtes Essverhalten, das plötzlich auftritt.

Sie als Eltern stehen nun vor einer großen Herausforderung. Zum einen kann es sein, dass Sie die Ängste Ihres Kindes noch gar nicht als solche erkannt haben. Sie haben zwar eine Veränderung in seinem Verhalten bemerkt, aber andere Gründe dafür vermutet. Oder aber Sie wissen bereits, dass Ihr Kind unter Ängsten leidet, weil es sich Ihnen schon anvertraut hat und Sie bereits auf der Suche nach gemeinsamen Lösungen sind. Vor allem Mütter spüren meist ganz intuitiv, dass etwas mit ihrem Kind nicht stimmt und suchen das Gespräch. Wenn Eltern gerade mitten in einer Trennungsphase stecken und sehr mit sich und der Situation beschäftigt sind, kann es passieren, dass ein Kind sich zurückzieht, ohne dass die Eltern merken, dass es unter der Situation leidet und gerade dabei ist, Ängste zu entwickeln.

Wichtig in jedem Fall: Schaffen Sie von Beginn an eine vertrauensvolle Basis. Sie ist entscheidend für eine gute Kommunikation mit Ihrem Kind, auch im Verlauf des weiteren Lebens. Die Samen, die Sie heute säen, werden den weiteren Verlauf entscheidend beeinflussen. Halten Sie sich daher auch mit Verurteilungen zurück und schwächen Sie die Sorgen und Probleme Ihres Kindes niemals ab. Wenn sich Ihr Kind Ihnen anvertraut, sollten Sie ein liebevoller und wertschätzender Gesprächspartner sein und es ernst nehmen. Schenken Sie ihm Ihre volle Aufmerksamkeit, lassen Sie es ausreden und seien Sie nicht belehrend. Beurteilen und verurteilen Sie seine Aussagen, Gefühle und Emotionen nicht. Auch eine Umarmung kann in dieser Situation hilfreich sein. Nur so kann sich ein gegenseitiges Vertrauen aufbauen und Sie werden einen besseren Zugang zu Ihrem Kind bekommen. Machen Sie sich bewusst, dass früh erlebte Vertrauensverluste später zu Problemen führen können und auch dazu, dass Ihr Kind sich mit zunehmendem Alter verschließt und sich Ihnen nicht mehr öffnet.

Was können Sie als Eltern tun?

Bedenken Sie, dass Ihr Kind kein kleiner Erwachsener ist, der immer alles versteht. Sie sollten daher Probleme, die sie als Eltern miteinander haben, nicht mit ihm besprechen. Beziehungskrisen oder Streitereien sollten niemals vor Ihrem Kind ausgetragen werden. Es kann nichts dafür, wenn Sie sich aktuell als Paar nicht gut verstehen. Im Falle einer Trennung: Denken Sie bitte zuerst an Ihr Kind, dessen heile Welt plötzlich nicht mehr existiert. Vermeiden Sie in seiner Gegenwart Schuldzuweisungen an den Partner und bemühen Sie sich um respektvollen Umgang. Benutzen Sie Ihr Kind niemals als Druckmittel, damit Ihr Partner bei Ihnen bleibt. Eine Trennung kann manchmal der einzige Ausweg sein und sollte von beiden Elternteilen akzeptiert werden. Ihr Kind darf nicht zum Spielball werden, Ihre Beziehungsprobleme nicht auf seinem Rücken ausgetragen werden.

Hannah

Die 15-jährige Hannah geht in die 10. Klasse eines städtischen Gymnasiums. Sie ist eine gute Schülerin und besucht den Unterricht gerne. Sie lebt mit ihrer Familie und ihrem jüngeren Bruder Tom in einer ruhigen Wohnsiedlung. Zu ihren Eltern hat sie ein gutes Verhältnis, altersentsprechend nervt sie ihr 8-jähriger Bruder aber häufig. Sie verbringt die Wochenenden gerne bei ihren Großeltern, die außerhalb der Stadt auf einem Bauernhof leben. Dort gibt es Hunde, Kühe und viele Hühner. Zu ihrem Opa hat sie einen guten Draht, er ist ihr Ansprechpartner in allen Belangen und Sorgen. An einem Samstagvormittag fährt Hannah mit ihrem Opa hinaus aufs Feld. Kurz nachdem er den Traktor gestartet hat, sackt ihr Opa in sich zusammen und hält sich die Hände an die Brust. Er ringt nach Luft und kann sich kaum noch auf den Beinen halten. Hannah steht wie angewurzelt neben ihm und weiß nicht so recht, was sie tun soll. Sie ruft um Hilfe, ein Nachbar kommt herbeigeeilt und alarmiert den Rettungswagen. Im Krankenhaus verstirbt ihr Opa an Herzversagen.

Für Hannah bricht eine Welt zusammen, sie isoliert sich und gibt sich die Schuld. Innerhalb kürzester Zeit entwickelt sie massive Ängste. Sie traut sich nicht mehr nach draußen, hat viele Fehlstunden und erzählt von Panikattacken in der Schule. Ihre Eltern wissen sich nicht zu helfen und drängen Hannah, eine Therapie in einer Klinik zu machen. Je mehr ihre Eltern jedoch versuchen, sie dazu zu zwingen, desto mehr isoliert sich Hannah.

Viele Eltern sehen sich, wie die von Hannah, nun einer ganz besonderen Herausforderung gegenübergestellt, die sie an ihre psychischen Grenzen bringen kann. Zum einen möchten sie ihrem Kind so gut es geht helfen. Zum anderen sind sie wahrscheinlich oft so verzweifelt und hilflos, dass sie der Mut verlässt und sie eine innere Wut entwickeln. All das sind ganz normale Verhaltensweisen, und sie zeigen im Grunde nur, wie verletzlich sie selbst sind. Und das sind wir alle. Gerade dann, wenn es um die eigenen Kinder geht.

Doch wie verhält man sich gegenüber einem betroffenen Kind nun am besten, um ihm bei seiner Angstbewältigung zu helfen? Es ist zunächst wichtig, dass Sie seine Ängste ernst nehmen und nicht herunterspielen. Geben Sie Ihrem Kind das Signal, dass es sich Ihnen immer anvertrauen kann, egal welche Probleme oder Sorgen es belasten. Machen Sie ihm keine Vorwürfe. Wenn es nicht mit Ihnen sprechen möchte oder einfach noch nicht bereit ist, über seine Ängste offen zu reden, dann akzeptieren Sie unbedingt seine Entscheidung. Wichtig ist dabei immer: Setzen Sie Ihr Kind in keiner Weise unter Druck.

Es kann durchaus sein, dass es Ihrem Kind peinlich ist oder dass es sich schämt, über seine Ängste und Sorgen mit Ihnen zu sprechen. In diesem Fall können Sie es auch dazu ermutigen, sich an eine Vertrauensperson zu wenden oder aber eine Psychotherapie zu beginnen. Dies sollte gerade dann in Betracht gezogen werden, wenn Sie sich selbst nicht mehr zu helfen wissen oder die Ängste Ihres Kindes immer stärker werden. Denn erfahrungsgemäß finden Kinder die Vorstellung, eine Therapie machen zu müssen, nicht gut. Es verunsichert sie und lässt sie spüren, dass mit ihnen etwas nicht in Ordnung ist. Machen Sie sich also auf Gegenwehr gefasst.

Wenn Ihr Kind einen guten Zugang zu Tieren hat, dann ist eine tiergestützte Therapie eine hilfreiche Möglichkeit. Tiere haben meist ein ganz besonderes Gespür für die Gefühle und Stimmungen von Menschen. Sie haben feine Antennen und wissen intuitiv genau, wie sie dem Betroffenen helfen können. Allein ihre Anwesenheit wirkt beruhigend und entspannend auf Kinder. Schon wenige Minuten mit einem Hund zu spielen bewirkt eine Veränderung der Botenstoffe im Gehirn, und die Glückshormone Serotonin und Dopamin werden ausgeschüttet. Im Gegenzug kommt es zu einer deutlichen Reduktion des Stresshormons Cortisol. Die Folge ist, dass sich das Kind entspannter fühlt und durch das reduzierte Stresslevel auch seine Ängste abnehmen können.

Ein wichtiger Punkt ist der Umgang mit Psychopharmaka. Mittlerweile hat unter anderem die Verschreibung von Antidepressiva bei Kindern stark zugenommen. Für die Behandlung der meisten psychischen Beschwerden im Kindesalter wird von den Leitlinien der Kinder- und Jugendpsychiater eine Kombination von Psychotherapie und Medikamenten empfohlen.

Auch wenn mittlerweile viele Psychiater bei Kindern gerne zu Psychopharmaka greifen: Eine medikamentöse Behandlung kann zwar kurzzeitig eine Verbesserung bringen, aber in keinem Fall dauerhaft die Ängste lösen. Beachten Sie immer die potenziellen Nebenwirkungen solcher Präparate, wie Gewichtszunahme, Schlafstörungen oder hormonelle Veränderungen. Informieren Sie sich über Alternativen und lassen sich von einem homöopathisch oder naturheilkundlich tätigen Kinderarzt oder Heilpraktiker beraten. Kinder sind nun mal keine kleinen Erwachsenen und ihr Stoffwechsel baut die Medikamente anders ab. Auch über die langfristigen Folgen einer dauerhaften Einnahme wissen wir einfach noch zu wenig. Eine umfangreiche Meta-Studie, die im Fachmagazin »The Lancet« zum Einsatz von Psychopharmaka bei Depressionen und Angsterkrankungen bei Kindern und Jugendlichen erschienen ist, hat gezeigt, dass diese meist ineffektiv und zum Teil schädlich sind. Auch frühere Studien haben deutlich gemacht, dass die Einnahme bestimmter Serotonin-Wiederaufnahmehemmer Risiken darstellen können. Daher sollten Kinder in jedem Fall ab Beginn einer medikamentösen Behandlung medizinisch beobachtet werden und regelmäßige Blutuntersuchungen stattfinden.

Bleiben Sie daher kritisch und lassen Sie sich nichts aufdrängen. Gegen eine unterstützende homöopathische oder naturheilkundliche Therapie ist nichts einzuwenden. Sie kann mit guten Erfolgen begleitend zur Psychotherapie angewendet werden.

UMGANG MIT EINEM
ANGSTERKRANKTEN KIND

▶ *Schaffen Sie eine vertrauensvolle Atmosphäre zwischen Ihnen und Ihrem Kind.*

▶ *Zeigen Sie Ihrem Kind Alternativen auf und machen Sie Vorschläge, wie es mit seiner Angst besser umgehen kann.*

▶ *Vermeiden Sie Vorwürfe oder Anschuldigungen.*

▶ *Wenn Ihr Kind nicht über seine Sorgen sprechen möchte, dann akzeptieren Sie seine Entscheidung.*

▶ *Bedrängen Sie Ihr Kind auf keinen Fall.*

▶ *Ermuntern Sie Ihr Kind zu Freizeitaktivitäten, beispielsweise im Sportverein oder in der Musikschule, und gestalten Sie seinen Alltag abwechslungsreich.*

▶ *Fördern Sie die sozialen Kontakte Ihres Kindes und laden Sie seine Freunde zu sich nach Hause ein.*

▶ *Ermutigen Sie Ihr Kind zu einer Psychotherapie. Zeigen Sie ihm die Möglichkeiten einer tiergestützten Therapie.*

▶ *Seien Sie vorsichtig mit Psychopharmaka. Begleitend zur Psychotherapie können Sie auf pflanzliche und alternativmedizinische Präparate zurückgreifen.*

Häufige Fragen
aus meinem Praxisalltag

Ich habe die Vermutung, dass mein Partner ein Angstproblem hat, soll ich ihn danach fragen?
Es ist wichtig, dass Sie ihn darauf ansprechen, wenn sich Ihr Partner sehr verändert, sich Ihnen aber noch nicht anvertraut hat. Fragen Sie ihn, wie Sie ihn unterstützen können. Sagen Sie ihm, dass Sie für ihn da sind, wenn er das Gespräch mit Ihnen sucht.

Wie kann ich meinen Partner dazu bringen, bei einer Angsterkrankung eine Therapie zu beginnen?
Sie können ihn zwar ermutigen und dabei unterstützen, sich psychotherapeutische Hilfe zu suchen, aber akzeptieren Sie stets auch die Meinung Ihres Partners. Wenn er sich noch nicht bereit fühlt, professionelle Unterstützung in Anspruch zu nehmen, dann belassen Sie es dabei. Bohren Sie nicht ständig nach, zwingen Sie ihn zu nichts. Druck erzeugt bekanntlich Gegendruck und wird nicht unbedingt zum Erfolg führen. Sie können ihn zwar liebevoll anstoßen, aber er muss die Hilfsangebote selbst umsetzen.

Was kann ich bei Panikattacken meines Partners tun?
Wenn es nicht das erste Mal ist (in diesem Fall ist es ratsam, einen Arzt zu rufen), dann können Sie ihm dabei helfen,

sich zu entspannen. Was hilfreich für Ihren Partner sein kann:

- ruhig, aber nicht zu tief zu atmen: durch die Nase einzuatmen und durch den Mund bei leicht geschlossenen Lippen auszuatmen
- sich zu bewegen
- einen Schluck kaltes Wasser zu trinken
- die Umgebung zu betrachten, sich nicht auf seinen Körper zu konzentrieren, sondern darauf, was er hört, riecht, sieht, tastet
- auf das zu achten, was in diesem Augenblick passiert und nicht darauf, was er fürchtet, dass es passieren könnte. Durch angsterzeugende Gedanken verstärkt sich die Angst nur noch zusätzlich.
- Versuchen Sie, ihn abzulenken, indem Sie ihn beispielsweise an etwas riechen lassen (etwa an ätherischem Öl). Auch mit Worten können Sie den Betroffenen beruhigen: »Ich bin bei dir und warte mit dir zusammen, bis es wieder vorbei ist.«

Soll ich meinem erkrankten Partner Situationen, die Angst oder eine Panikattacke auslösen können, ersparen?
Es ist verständlich, dass man seinem Angehörigen Situationen, in denen er leidet, ersparen will. Und wenn er etwa unter Höhenangst leidet, ist es sicher nicht ratsam, mit ihm auf einen hohen Turm zu steigen. Ängsten im Alltag kann man sich beispielsweise anfangs gemeinsam stellen,

sollte jedoch schrittweise die Unterstützung abbauen, sodass der Partner lernt, angstauslösende Situationen alleine zu bewältigen. Denn zu große Fürsorglichkeit verhindert, dass der Betroffene seine Erfahrungen korrigieren kann. Statt ihm alles abzunehmen, sollte man ihn ermuntern, angstauslösende Situationen nicht zu vermeiden, sondern sich ihnen zu stellen.

Hilft Körperkontakt bei Angstreaktionen?
Körperliche Nähe kann beruhigend auf den Betroffenen wirken. Halten Sie seine Hand oder legen Sie Ihre Hand beruhigend auf seine Schulter. So können Sie signalisieren: »Ich bin bei dir, bin da für dich.« Tasten Sie sich vorsichtig heran und warten Sie seine Reaktion ab. Allerdings kann diese Beruhigungsstrategie auch dazu führen, dass der Partner glaubt, er könne diese Situationen nur durchstehen, wenn jemand ganz nah bei ihm ist. Ziel muss es jedoch sein, dass er lernt – auch mit professioneller Hilfe – sich der Angst zu stellen und sie Schritt für Schritt zu reduzieren.

Mein Partner hat bereits eine Psychotherapie gemacht. Nun habe ich jedoch das Gefühl, dass seine Ängste sich wieder verschlimmern.
Mitunter braucht es Zeit, bis sich eine Angsterkrankung dauerhaft verbessert. Auch Rückschläge und Verschlechterungen sind keine Seltenheit. Sinn einer Psychotherapie ist es ja, alte Verhaltensmuster und Blockaden aufzulösen und

Raum für eine neue Entwicklung zu geben. Doch es gibt verschiedene Gründe, warum eine Therapie nicht anschlägt: Es kann sein, dass die Chemie zwischen Therapeut und Klient einfach nicht gestimmt hat, kein Vertrauensverhältnis entstanden ist oder die Therapiemethode nicht die Richtige war.

Zunächst sollten Sie Ihrem Partner offen mitteilen, dass Sie das Gefühl haben, die Therapie habe nichts bewirkt. Machen Sie das an konkreten Beispielen fest: »Ich habe, dass Gefühl, dass du bei unserem letzten Einkauf im Supermarkt etwas ängstlich warst. Habe ich das richtig wahrgenommen?« Wenn Sie Ihrem Partner die Situation möglichst neutral schildern, bei der Sie die Angst gespürt haben, dann kann er dies besser nachvollziehen und empfindet Ihre Aussage nicht als Angriff. Bleiben Sie aber positiv und machen Sie ihm Mut.

Anschließend kann eine erneute Therapie in Erwägung gezogen werden. Lassen Sie sich dabei Zeit und schauen Sie in Ruhe nach einem passenden Therapeuten, bei dem Ihr Partner von Anfang an ein gutes Gefühl hat.

Meine Partnerin leidet unter schweren Ängsten. Nun habe ich im Büro eine Kollegin kennengelernt und mich verliebt. Ich kann meine Freundin aber nicht verlassen, da mich Schuldgefühle plagen.

Es ist gut nachzuvollziehen, dass Sie sich in einer schwierigen Situation befinden: Zum einen möchten Sie Ihre Partnerin nicht verletzen, andererseits fühlen Sie sich zu Ihrer Kollegin hingezogen. Wichtig ist, dass Sie sich im Klaren sind, warum Sie mit Ihrer aktuellen Partnerin noch zusammen sind und sich die folgenden Fragen stellen: Sind es nur die Schuldgefühle, die Sie plagen? Ist es nur der Reiz des Neuen? Warum ist es so weit gekommen, dass Sie sich überhaupt neu verliebt haben?

Sie sollten sich bewusst machen, dass eine Partnerschaft nur funktioniert, wenn beide diese auch wirklich wollen. Schuldgefühle und die Sorge um den anderen werden Sie beide auf Dauer nicht glücklich machen. Wenn dies die alleinigen Beweggründe sind, dann suchen Sie den offenen Dialog mit Ihrer Freundin. Aufgrund ihrer Angsterkrankung ist es in diesem Fall ratsam, einen Berater oder Therapeuten miteinzubeziehen. Wichtig ist, dass Ihre Freundin aufgefangen wird und bei einer Trennung nicht auf sich alleine gestellt ist.

Im nächsten Kapitel gibt es viele Empfehlungen, Rezepte, Heil- und Hilfsmittel, Übungen und Tipps für mehr Kraft, Ruhe und Entspannung. Sie dienen nicht nur der Unterstützung für Angehörige und Freunde, sondern sind auch hilfreich für Betroffene.

Ganzheitliche Maßnahmen für Angehörige und Freunde

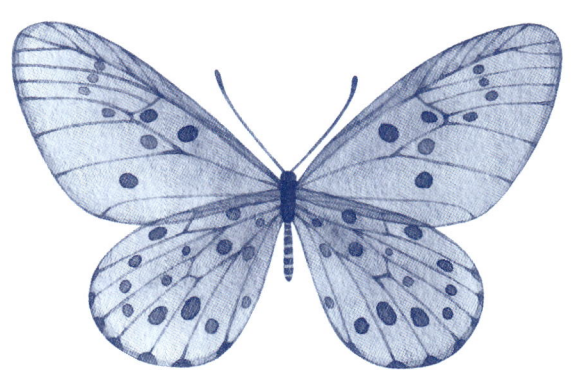

Hilfe für einen entspannten Alltag

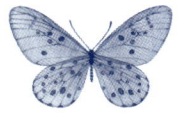

Sie haben jetzt bereits einiges über Angsterkrankungen erfahren: wie sich Ihr Angehöriger oder Ihr Freund fühlt, wenn er eine Panikattacke bekommt, was er gegen seine Erkrankung tun kann und wie Sie ihn dabei unterstützen können. In diesem Kapitel geht es nun um Ihre Bedürfnisse, darum, wie Sie mit dieser schwierigen Situation gut zurechtkommen.

Eine wertvolle Stütze für den Betroffenen zu sein, ist nicht immer einfach. Vielleicht plagt Sie manchmal auch ein schlechtes Gewissen, weil Sie glauben, nicht genug für ihn zu tun. Aber ich will Sie beruhigen: Sie müssen und sollen nun nicht Ihr ganzes Leben nach dem Angsterkrankten, ob Ehemann, Ehefrau, Mutter, Vater, Kind, Geschwister oder Freund ausrichten. In erster Linie ist es wichtig, dass Sie sich nicht in eine Abhängigkeit begeben und sich um sich selbst und Ihr eigenes seelisches Wohlbefinden kümmern. Eine achtsame Lebensweise, Selbstfürsorge, Ruhe- und Entspannungsphasen, um abzuschalten, werden Ihnen guttun. Es ist wichtig, dass Sie Ihre eigenen Kraftquellen haben, durch die Sie Ihre Energiereserven immer wieder aufladen können. Ich möchte Ihnen nun zeigen, was Sie in dieser Zeit für sich tun können und einige ganzheitliche Maßnahmen als wertvolle Unterstützung vorstellen. Denn ein ganzheitlicher Ansatz (siehe Seite 42) ist nicht nur für angsterkrankte Menschen in der Therapie und Beratung von großer Bedeutung, sondern auch für die Angehörigen und Freunde.

SELBSTFÜRSORGE

Das bedeutet, seine eigenen Bedürfnisse wahrzunehmen und auch ernst zu nehmen. Einen achtsamen Blick für sich selbst, seinen Körper und seine Seele zu entwickeln. Verantwortung für sich selbst zu übernehmen. Selbstfürsorge ist eine innere Haltung, die sich in Wertschätzung und Mitgefühl der eigenen Person gegenüber ausdrückt. Die Fähigkeit, Grenzen zu setzen und zu kommunizieren, auch mal »Nein« sagen zu können und auch negativen Gefühlen achtsam Raum zu geben. Und: Nur wer für sich selbst gut sorgt, kann auch für andere sorgen.

Suchen Sie das Gespräch

In Situationen, in denen man sich überfordert fühlt und nicht mehr weiterzuwissen glaubt, kann ein Gespräch befreiend wirken. Denn gerade dann ist es wichtig, dass Sie sich mit anderen Menschen über Ihre eigenen Gefühle, Sorgen und Probleme sowie Ihre Unsicherheit im Umgang mit dem erkrankten Partner austauschen. Das ist hilfreich, um mehr Klarheit zu bekommen, etwas Abstand zu gewinnen und Druck abzubauen. Auch wenn es für Sie anfangs schwierig ist, sich anderen Menschen anzuvertrauen und ihnen Ihre momentane Situation zu schildern, so kann es Ihnen Kraft und Stärke geben, um mit den täglichen Herausforderungen besser umgehen zu können. Isolieren Sie sich nicht, und verlieren Sie Ihre eigenen Bedürfnisse nicht aus den Augen. Sie werden spüren, wie wohltuend der Austausch mit anderen Menschen ist.

Freunde und Familienmitglieder sind meist die ersten Ansprechpartner, allerdings kann es sein, dass diese mit der Situation ebenso überfordert sind und ein Gespräch mit ihnen keine Erleichterung bringt. Dann ist es sinnvoll, sich professionelle Hilfe zu suchen und sich an einen Coach oder Psychologen zu wenden. Sehr entlastend kann es auch sein, sich in einer Selbsthilfegruppe mit anderen Angehörigen von Betroffenen auszutauschen, denen es ähnlich geht.

Sorgen Sie für Entspannung und guten Schlaf

Reservieren Sie in Ihrem Alltag bewusst Zeiten, um sich regenerieren zu können: Gönnen Sie sich ein Entspannungsbad oder eine Massage, lesen Sie ein gutes Buch oder genießen Sie ein leckeres Abendessen, das Sie mit Liebe zubereitet haben.

Achten Sie auf eine gute Schlafhygiene. Wichtig ist ein regelmäßiger Schlafrhythmus, er hat großen Einfluss auf unser körperliches und seelisches Wohlbefinden. Im Schlaf erholt sich der Organismus und baut seine körperliche, geistige und psychische Leistungsfähigkeit wieder auf. In den ersten zwei bis vier Stunden schläft man besonders tief. Der Puls, der Blutdruck und die Atemfrequenz sinken und die Zellen und Organe können sich regenerieren. In der zweiten Schlafhälfte ist unser Gehirn aktiver. Das zeigt sich auch physiologisch: Atmung und Herzfrequenz werden schneller, der Blutdruck steigt an. In dieser Phase des Schlafs ist das Gehirn ähnlich aktiv wie im Wachzustand. An Träume während dieser Phase können wir uns am nächsten Tag besonders gut erinnern.

Für erholsamen Schlaf ist ein Raum, in dem Sie sich rundum wohlfühlen, eine wichtige Voraussetzung. Gestalten Sie ihn so gemütlich wie möglich: mit kuscheligen Kissen, leichten Bettdecken aus Leinen oder Baumwolle und stimmungsvollem Licht. Das Schlafzimmer sollte aufgeräumt und ordentlich sein. Machen Sie jeden Morgen Ihr Bett, schütteln Sie Decke und Kissen auf. Sie werden sich am Abend darauf freuen und sehen, dass es sich in einem gemachten Bett gleich noch besser schläft. Kurz vor dem Einschlafen können Sie etwas Lavendel-Schlafspray auf Ihr

Kopfkissen sprühen. Das Schlafzimmer sollte Ihre persönliche Ruhezone sein. Vermeiden Sie es, sich tagsüber aufs Bett zu legen, darin zu arbeiten oder gar Streitgespräche ins Schlafzimmer zu verlegen. Ein abendlicher Spaziergang kann helfen, den Geist zu klären und keine negativen Gedanken und Sorgen mit ins Bett zu nehmen. Aufregende oder angsterzeugende Filme sollten Sie am Abend vermeiden. Besser ist es auch, den Fernseher aus dem Schlafzimmer zu verbannen.

LAVENDEL-SCHLAFSPRAY

Geben Sie ca. 40 ml Wasser mit 10 Tropfen naturreinem ätherischem Lavendelöl in eine kleine Sprühflasche. Gut verschütteln und abends vor dem Schlafengehen die Bettwäsche damit einsprühen. Der wohltuende Duft des Lavendels löst Anspannungen und sorgt für einen angenehmen und ruhigen Schlaf.

Wie wichtig es ist, auf eine gute Schlafhygiene zu achten, zeigt das folgende Beispiel:

Alexandra

Alexandra ist 17 Jahre alt und die beste Freundin von Lisa, die seit etwa 2 Monaten unter starken Ängsten leidet. Alexandra ist immer für Lisa da, hat stets ein offenes Ohr für ihre Sorgen und Probleme. In letzter Zeit ruft Lisa manchmal sogar noch sehr spät abends oder in der Nacht an, da sie nicht einschlafen kann. Für Alexandra war das anfänglich noch kein Problem, sie hatte ihr Handy immer neben dem Bett liegen und war stets erreichbar. Ihre Mutter bemerkt jedoch bald, dass sich Alexandra verändert: Sie ist tagsüber sehr müde, kraftlos und kann sich in der Schule immer weniger konzentrieren, was sich auch in ihren Noten bemerkbar macht. Sie sucht das Gespräch mit ihrer Tochter und erklärt ihr, wie wichtig guter Schlaf ist. Dass ihre ständige Erreichbarkeit, die Dauerbereitschaft, Lisa zu helfen, falls sie sich meldet, zu einer Anspannung führt, die einen erholsamen Schlaf verhindert. Auch das eingeschaltete Handy neben dem Bett, das Nervenzellen im Gehirn erregt, wie Schlafforscher nachgewiesen haben, trägt entscheidend dazu bei. Sie beschließen, dass Alexandra ihr Telefon zukünftig vor dem Schlafengehen ausstellt und nicht neben ihr Bett legt. Obwohl sie ein schlechtes Gewissen hat, ihrer Freundin dann vielleicht nicht helfen zu können, will sie mit ihr sprechen. Und Lisa hat Verständnis dafür.

Alexandra findet schnell wieder zu einem regelmäßigen Schlafrhythmus, wacht erholt und entspannt auf und fühlt sich schon nach wenigen Tagen wieder fitter. Und so kann sie auch Lisa wieder mit neuer Energie und innerer Kraft zur Seite stehen. Ihrer Freundschaft hat dies keinen Abbruch getan. Und Alexandra ist froh, ihre eigenen Bedürfnisse offen ausgesprochen und sich selbst auch wichtig genommen zu haben.

Schaffen Sie sich Freiräume

Nehmen Sie sich »Frei-Zeit«, die Sie bewusst für sich selbst nutzen. Sie müssen sich jetzt nicht auf den Egotrip begeben und Ihren Angehörigen von allen Aktivitäten ausschließen, aber eine bewusst alleine verbrachte Zeit kann helfen, die Energiereserven aufzufüllen und sich insgesamt zufriedener zu fühlen. Das kann das Treffen mit der besten Freundin oder dem Freund sein, ein Plausch bei Kaffee und Kuchen, ein ausgedehnter Shopping-Tag oder einfach ein Spaziergang. Pflegen Sie Ihre Hobbys und Aktivitäten, die ihnen Freude bereiten.

Maraike und Martin

Maraike ist urlaubsreif, sie fühlt sich ausgelaugt und kraftlos. Eigentlich würde die 43-jährige Leiterin einer Personalabteilung am liebsten für eine Woche nach Teneriffa fliegen, Sonne, Strand, Nichtstun ... Aber ihr Lebensgefährte Martin hat Flugangst, und deshalb hat sie sich schweren Herzens entschlossen, mit ihm nach Südtirol zum Wandern zu fahren. Martin liebt Urlaub in den Bergen. Dort angekommen, merkt Maraike, dass sie sich nicht entspannen kann: Sie vermisst die Palmen und das Meer. Und es ärgert sie auch ein bisschen, dass Markus sich seiner Angst nicht stellt und doch mal versucht, eine Flugreise zu machen. Martin spürt die Unzufriedenheit seiner Frau und fühlt sich ebenfalls angespannt. Er hat ein schlechtes Gewissen, dass Maraike seinetwegen auf ihre Urlaubspläne verzichtet hat. Die Stimmung ist gereizt, es gibt wiederholt Streit. So kommen beide nach einer Woche sehr unzufrieden nach Hause zurück. Maraike hat sich nicht erholt und fühlt sich erschöpfter als zuvor.

Maraike merkt, dass sie eine Lösung finden müssen, die sich für beide gut anfühlt. Sie einigen sich auf folgenden Vorschlag: Im nächsten Jahr verbringen sie einige Urlaubstage getrennt. Sie fliegt für zehn Tage in die Sonne, wo sie sich entspannen und Energie tanken kann. Martin fährt stattdessen mit einem Freund zum Wandern. So sind beide danach entspannt und können sich aufeinander freuen. Keiner muss zurückstecken oder für den anderen etwas aufgeben. Die anderen Urlaubstage werden gemeinsam geplant und Städtereisen, Wellnessurlaube stehen auf dem Programm. Beide sind zufrieden mit dieser Lösung und Urlaub ist seither kein Streitthema mehr.

Ernähren Sie sich ausgewogen

Wie wir uns ernähren, hat nicht nur Auswirkung auf unsere Hüften, sondern auch auf das körperliche und seelische Wohlbefinden, gerade in belastenden Situationen. Es ist unbestritten, dass falsche Ernährungsgewohnheiten – die reich an Zucker, schlechten Fetten (das heißt gesättigten Fettsäuren aus tierischen Lebensmitteln), Fertigprodukten, Softdrinks und arm an frischem Obst und Gemüse sind – ein Hauptrisiko für viele Zivilisationskrankheiten wie Diabetes, Übergewicht, Herz-Kreislauf- und Tumorerkrankungen sind. Doch in zahlreichen Studien haben Wissenschaftler in den letzten Jahren herausgefunden, dass Lebensmittel auch unsere Psyche entscheidend beeinflussen und viele psychische Erkrankungen durchaus ernährungsabhängig sind.

Gesunde Ernährung spielt also eine wesentliche Rolle bei der Prävention und der Heilung von körperlichen und auch psychischen Erkrankungen. Wie schon einst Hippokrates sagte: »Eure Nahrung sei eure Medizin, eure Medizin sei eure Nahrung.« Leider ist dieser Aspekt in der modernen Medizin teilweise in Vergessenheit geraten und dem wird nicht allzu viel Bedeutung beigemessen.

Einer, der den Zusammenhang zwischen Ernährung, Körper, Geist und Seele seit Jahren thematisiert, ist der Mediziner Rüdiger Dahlke. In seinen Büchern zeigt er die positiven Auswirkungen von gesunder, ökologisch korrekter und veganer Ernährungsweise auf. Vor allem den Massenkonsum von Fleisch sieht er nicht nur als Ursache für die modernen Zivilisationskrankheiten, sondern auch für die immer häufiger auftretenden Angsterkrankungen. Die Angst- und Stresshormone, die Tiere in Todesangst kurz vor dem Schlachten ausschütten, bleiben im Fleisch und werden von uns, wenn wir ein Steak konsumieren, mitgegessen. Sie können sich in uns ausbreiten und dafür sorgen, dass wir Ängste entwickeln. »Zu mir kommen Leute mit Panikattacken, die essen fünf Mal die Woche Fleisch und das zwei Mal am Tag«, so Dahlke. »Verzicht auf Fleisch und Milch heilt Körper und Seele«, davon ist er überzeugt. Hier erscheint ein Umdenken notwendig. Man muss nicht unbedingt Veganer werden, aber man sollte versuchen, sich bewusster zu ernähren. Achten Sie deshalb auf gesunde, ausgewogene, vitamin- und mineralstoffreiche Nahrung. Verzichten Sie möglichst auf stark verarbeitete Produkte und Fertigmahlzeiten. Versuchen Sie bewusst, den Verzehr von Fleisch und vor allem von verarbeiteten Fleischprodukten einzuschränken oder bauen Sie einige »fleischfreie« Tage in Ihren Speiseplan ein. Eine Umstellung auf vorwiegend oder ausschließlich pflanzliche Kost wirkt sich positiv auf das Wohlbefinden aus. Eine Ernährung, die reich an frischem Obst und Gemüse, Nüssen, Samen und Körnerfrüchten ist, versorgt den Körper mit wertvollen Vitalstoffen, die auch das Nervensystem stärken.

Schränken Sie Ihren Milchkonsum ein. Auch wenn in der Werbung und von der Industrie immer noch propagiert wird, dass Milch gesund und ein wertvoller Lieferant von Mineralien und Vitaminen ist, sieht die klinische Studienlage mittlerweile etwas kritischer aus. Durch die mittlerweile sehr intensiv betriebene Milchwirtschaft, die zulasten des Tierwohls geht, sollen immer höhere Erträge erbracht werden. Viele Antibiotika und die immer stärker werdende Resistenzbildung sorgen dafür, dass Milch längst nicht mehr die Qualität hat, wie vielleicht vor hundert Jahren. Wenn Sie gerne Milch trinken, dann sehen Sie es als Genussmittel und kaufen Sie sie wenn möglich direkt bei einem Biobauern der Region. Gute Alternativen können Mandelmilch, Reismilch oder Hafermilch sein.

Verwenden Sie nach Möglichkeit unverarbeitete und naturbelassene Lebensmittel, am besten in Bioqualität und aus regionalem Anbau, und ergänzen Sie Ihren Speiseplan durch hochwertige Öle und Fette wie Ghee, Traubenkernöl, Kokosöl. Versuchen Sie, regelmäßige Mahlzeiten in Ihren Tagesplan zu integrieren und lassen Sie keine aus. Gerade in Phasen der Unruhe oder in Stresssituationen ist es wichtig, dass wir unserem Körper und auch der Seele genügend Nährstoffe zuführen, um wieder vitaler und kraftvoller zu werden. Für einen gesunden Start in den Tag ist die »Goldene Milch«, ein ayurvedisches Rezept, sehr empfehlenswert.

Goldene Mandelmilch

1 EL Kurkuma-Pulver
1 TL frisch geriebener Ingwer
¼ TL frisch gemahlener schwarzer Pfeffer
1 Prise Zimt
1 Prise Kardamom
½ TL Kokosöl
300 ml Mandelmilch (alternativ Hafer- oder Dinkelmilch)
2–3 Datteln oder Honig zum Süßen

Traditionell wird sie mit einer selbst gemachten Kurkumapaste zubereitet. Kurkuma hilft die Abwehrkräfte zu steigern und sorgt für mehr Energie. Für diese schnelle Variante werden einfach alle Zutaten im Mixer vermischt, anschließend wird die Milch leicht erhitzt und warm getrunken. Das Ergebnis ist ein köstliches Getränk, das sowohl das körperliche als auch das seelische Wohlbefinden stärkt. Verwenden Sie für die Zubereitung Zutaten in Bio-Qualität.

Werfen Sie Ballast ab

Auch das häusliche Umfeld hat großen Einfluss auf das Wohlbefinden. Eine Wohlfühl-Atmosphäre und ein gutes Raumklima spielen eine wichtige Rolle, wenn wir uns entspannen und unseren Alltag hinter uns lassen wollen. Ein gesundes Umfeld gibt uns die nötige Ruhe und Entspannung, die wir brauchen, um Stress, Sorgen und Ängste bewältigen zu können.

Die eigenen vier Wände für sich selbst und auch für andere angenehm und freundlich zu gestalten, lässt sich in einfachen Schritten umsetzen, die weder viel Zeit noch Geld in Anspruch nehmen. Befreien Sie sich zunächst von Altlasten, indem Sie Ihren Kleiderschrank und Ihre Wohnung erst einmal gründlich ausmisten. Im Laufe der Jahre haben sich viele Kleidungsstücke, Möbel und unnötige Utensilien angesammelt. Nehmen Sie sich die Zeit und sortieren Sie Schritt für Schritt jeden Schrank, jede Schublade aus. Machen Sie Stapel: für den Flohmarkt, den Altkleidersack, den Keller und »aktuell«. Am Ende sollten sich dann auf dem Aktuell-Stapel nur noch Dinge befinden, die Sie für Ihr tägliches Leben auch wirklich brauchen. Alles andere verstauen Sie in Kisten, packen es weg oder verschenken es an Freunde oder an gemeinnützige Einrichtungen. Auch wenn es anfangs mühsam erscheint. Glauben Sie mir, mit jedem Schritt werden Sie sich freier und kraftvoller fühlen. Ein wenig so, als hätte man Ballast von Ihren Schultern genommen. Unsere innere Verfassung spiegelt sich nicht selten im Äußeren wider. Je mehr man in den eigenen vier Wänden anhäuft, desto mehr »inneren Ballast« häuft man auch in sich selbst an. Ordnung und Klarheit innerhalb der Wohnung haben einen starken Einfluss auf die Gedanken und die psychische Verfassung. Auch hier wird es nun zu mehr Klarheit kommen, festgefahrene Strukturen und Muster können sich leichter ins Positive verändern.

Haben Sie nun Ordnung geschaffen, dann können Sie jetzt noch frische Energie in Ihre Wohnung bringen, mithilfe eines Raumdufts aus harmonisierenden Aromaölen (siehe Seite 106).

Bewegen Sie sich im Freien

Versuchen Sie, sich täglich draußen zu bewegen. Das muss kein intensives Jogging sein, sondern vielmehr der ganz bewusste Aufenthalt an der frischen Luft – eine moderate

Walking-Runde oder ein etwas schnellerer Spaziergang durch die Natur. Dadurch schleusen Sie Sauerstoff in die Körperzellen und sorgen für einen kühlen Kopf. Negative Gedanken und Sorgen verschwinden. Noch besser ist der Spaziergang fernab der Stadt in einem Waldgebiet. Waldluft wirkt beruhigend und zugleich energiespendend, weshalb sich auch das »Waldbaden« zunehmender Beliebtheit erfreut. Der Wald hilft gegen psychische Stressbelastungen, gegen Ängste und Depressionen, wie Forscher herausgefunden haben. Schon der Anblick von Bäumen und Wäldern reduziert nachweislich das Stresslevel. Im Wald atmen wir sogenannte Terpene ein, das sind Stoffe, mit denen Pflanzen Botschaften untereinander austauschen. Diese stärken das Immunsystem und aktivieren wichtige Zellen für die natürliche Abwehrkraft des Körpers. Der Wald tut also doppelt gut: Ihrer Gesundheit und auch Ihrer Stimmung. Probieren Sie es aus!

Tanken Sie Sonne

Sonnenlicht ist als natürlicher Energiespender wichtig für unseren Vitamin-D-Spiegel. Da Vitamin D kaum oder nur in geringen Mengen über die Nahrung aufgenommen wird, muss es der Körper selbst produzieren – und dazu braucht er Sonnenlicht. Es ist wichtig für gesunde Knochen, sorgt für ein starkes Immunsystem und hat unter anderem positive Wirkungen auf das Herz-Kreislauf-System, das Nervensystem und nicht zuletzt auf die Psyche. Vitamin D ist somit ein wahres Allroundtalent und hilft nicht nur dem Körper, sondern auch der Seele! Versuchen Sie, gerade in der kühleren Jahreszeit, sich bei schönem Wetter mindestens zehn Minuten draußen in der Sonne aufzuhalten.

WAS SIE FÜR SICH SELBST TUN KÖNNEN

▶ *Achten Sie auf Ihre Bedürfnisse.*
▶ *Schaffen Sie sich bewusst Freiräume und gönnen Sie sich Freizeit.*
▶ *Denken Sie daran, dass Sie nicht immer erreichbar sein müssen.*
▶ *Achten Sie auf eine gute Schlafhygiene.*
▶ *Sorgen Sie für eine Wohlfühlatmosphäre in Ihrem Zuhause.*
▶ *Befreien Sie sich von unnötigem Ballast.*
▶ *Pflegen Sie eigene Freundschaften und Hobbys.*
▶ *Gehen Sie täglich raus an die frische Luft.*
▶ *Achten Sie auf eine ausgewogene Ernährung.*
▶ *Tanken Sie regelmäßig Sonnenlicht.*
▶ *Sorgen Sie für Entspannung.*

Für mehr Gelassenheit und Energie

Es gibt viele Möglichkeiten, sich zu entspannen und insgesamt ausgeglichener zu fühlen. Denken Sie zum Beispiel an den Satz »Mit dem falschen Bein aufgestanden«: Wer morgens schon mit schlechter Laune aufwacht, für den wird es schwierig sein, seinen Tag erfolgreich zu gestalten. Versuchen Sie daher, möglichst positiv in den Tag zu starten, um dadurch eine gute Basis für den weiteren Verlauf zu schaffen.

Eine morgendliche Routine kann dabei sehr hilfreich sein. Kleine Rituale sorgen für Entspannung: ein Glas heißes Wasser, das Sie nach dem Aufstehen trinken, ein paar Yoga- oder Eurythmieübungen oder eine kleine Morgenrunde an der frischen Luft. Nehmen Sie sich ganz bewusst die Zeit, die Sie brauchen, ohne Hektik und Stress, und finden Sie den perfekten Start in den Tag, der zu Ihnen passt.

Entspannungsübungen

Ich habe ein paar Übungen zusammengestellt, die Sie wieder zurück in Ihre Mitte bringen können. Die folgende Übung können Sie gleich morgens nach dem Aufstehen machen. Regelmäßig durchgeführt, wird sie Ihnen Kraft, Vitalität und innere Gelassenheit schenken.

Morgendliche Entspannungsübung

Legen Sie sich flach auf den Boden. Achten Sie darauf, dass Ihre Arme und Beine am Boden aufliegen. Verkrampfen Sie sich aber nicht, versuchen Sie ganz locker zu bleiben. Legen Sie dann Ihre Hände auf den Unterbauch. Lassen Sie Ihren Atem ganz ruhig und gleichmäßig fließen, atmen Sie ein und aus. Bei jedem Einatmen hebt sich Ihr Bauch, und bei jedem Ausatmen senkt er sich. Nun stellen Sie sich bildlich eine große Sonne über Ihrem Kopf vor. Mit jedem Atemzug atmen Sie das warme Sonnenlicht ein. Wie ein Strahl, der durch Ihren Kopf am Scheitel (Scheitelchakra) durch Ihren gesamten Körper fließt. Sagen Sie sich dabei folgende Affirmation: »Mit jedem Atemzug nehme ich das goldene Licht in meinen Körper auf und fühle mich ruhig, entspannt und vitalisiert.«

Lassen Sie das goldene Licht durch all Ihre Zellen und durch jeden Teil Ihres Körpers fließen. Gehen Sie gedanklich den kompletten Körper durch und lassen Sie das warme Licht überall hineinströmen. Sie können sich von stimmungsvoller Klavier- oder Entspannungsmusik (Naturgeräusche, Vogelgezwitscher) begleiten lassen. Nach etwa 10 bis 15 Minuten beenden Sie die Übung. Anschließend bedanken Sie sich innerlich bei dem »göttlichen Licht« und starten entspannt in den Tag. Sie können die Übung auch am Abend durchführen. Dann hat sie eine beruhigende, schlaffördernde Wirkung und entspannt die gesamte Muskulatur.

AFFIRMATIONEN

So nennt man positiv formulierte, einfache, klare Sätze, die laut oder leise gesprochen und wiederholt werden. Mit Hilfe von Affirmationen können tief verwurzelte Blockaden gelöst und Denkmuster verändert werden. Ziel ist es, festgefahrene, behindernde Strukturen durch neue, positive Gedanken zu ersetzen.

Mitunter, vor allem bei sehr rationalen Menschen, die sich manche Dinge nicht so einfach vorstellen können, dauert es etwas, bis diese Übung ihre volle Wirkung entfalten kann. Nehmen Sie sich die nötige Zeit. Sie werden schnell merken, dass Ihnen diese Übung Gelassenheit und zugleich auch Energie für die Hürden des Tages schenkt.

Auch bei akuten Stresssituationen kann es hilfreich sein, einfach ein paar Minuten kurz in die Stille zu gehen und sich bildlich das »goldene Licht« durch den Körper fließen zu lassen. Bei regelmäßiger Übung wird es Ihnen auch im Alltag gelingen, beispielsweise in der Bahn oder im Büro. Dazu brauchen Sie auch nicht die Augen zu schließen, setzen Sie sich einfach aufrecht auf den Stuhl. Sagen Sie sich die Affirmation: »Mit jedem Atemzug nehme ich das goldene Licht in meinen Körper auf und fühle mich ruhig, entspannt und vitalisiert.« Schalten Sie einfach mal Ihre Gedanken aus und lassen Sie sich möglichst entspannt auf diese wunderbare Reise durch Ihren Körper ein. Sie werden schnell sehen, welche positiven Wirkungen dies auf Ihr seelisches Befinden hat.

Meditation »Innerer Raum«

Suchen Sie sich einen ruhigen Platz, an dem Sie ungestört sind und sich wohlfühlen. Setzen Sie sich auf ein bequemes Kissen am Boden. Richten Sie Ihre Wirbelsäule auf und lassen Sie den Nacken locker. Nun legen Sie Ihre Handflächen, die nach oben zeigen, auf den Oberschenkeln ab. Schließen Sie Ihre Augen und atmen Sie ganz ruhig und gleichmäßig ein und aus. Nun stellen Sie sich vor, dass Sie oberhalb Ihres Magens, im sogenannten Solarplexus-Chakra, eine goldene Kugel haben. Sie symbolisiert Ihren eigenen »inneren Raum«. Reisen Sie nun gedanklich, mit Phantasie und Vorstellungskraft, in Ihren »inneren Raum«.

Stellen Sie sich vor, wie Sie als Person in diesem Raum stehen. Um Sie herum sind Türen und Fenster, durch die die Sonne hereinstrahlt und den ganzen Raum in ein angenehmes goldenes Licht hüllt. Sie stehen nun in der Mitte dieses Raumes und merken, wie Sie immer ruhiger und entspannter werden. Alle Ihre Ängste und Sorgen, alle negativen Gedanken fallen allmählich von Ihnen ab. Mit jedem Atemzug spüren Sie, wie sich ein Gefühl von tiefer Gelassenheit in Ihrem Körper ausbreitet. Wenn eine Sorge oder ein Problem vor Ihrem inneren Auge erscheint, dann schauen Sie es sich kurz an und lassen es dann durch das Fenster nach draußen verschwinden. Bleiben Sie nun einen Moment in Ihrem inneren Raum und spüren Sie die Ruhe, die sich in Ihnen ausbreitet. Bedanken Sie sich beim Universum für seine Unterstützung. Fühlen Sie die positive Energie, die in Ihnen aufsteigt. Nach etwa 15 Minuten beenden Sie die Übung, indem Sie drei kräftige Atemzüge nehmen und wieder im Hier und Jetzt ankommen.

Meditation (von lateinisch »meditatio«, nachsinnen, nachdenken) ist eine sehr effektive Möglichkeit, Körper, Geist und Seele wieder in Balance zu bringen und zu innerer Gelassenheit zu finden. In vielen Kulturen und Religionen ist sie Teil der spirituellen Praxis. Durch Achtsamkeits- und Konzentrationsübungen soll der Geist zur Ruhe kommen und das Bewusstsein sich erweitern. Auch in der westlichen Welt wird sie zunehmend als effektive Möglichkeit gesehen, zu entspannen und dem Gedankenkarussell zu entfliehen. Auch Wissenschaftler, wie die renommierte Forscherin auf dem Gebiet des seelischen Wohlfindens, die US-amerikanische Psychologin Barbara Fredrickson, konnten nachweisen, dass eine tägliche Meditationspraxis zu deutlich mehr Ausgeglichenheit, Wohlbefinden und Entspannung führt.

Diese Meditationsübung können Sie jederzeit anwenden, vor allem dann, wenn Sie das Gefühl haben, dass Sie sich selbst verlieren oder zu wenig Beachtung schenken. Sie lenkt die Aufmerksamkeit tief in Ihr Inneres und sorgt für eine angenehme Gelassenheit und Fokussierung auf den gegenwärtigen Moment. So können Sie den Zugang zu sich selbst wiederfinden, zu Ihren Gedanken, Gefühlen und Befindlichkeiten. Sie klärt den Geist und vitalisiert. Sie ist eine wunderbare Möglichkeit, die eigenen Energiereserven aufzufüllen und sich wieder kraftvoller zu fühlen.

DAS SOLARPLEXUS-CHAKRA

Dieses Chakra befindet sich in der Mitte des Oberbauchs, unter dem Sonnengeflecht, dem sogenannten Solarplexus, und ist das dritte von insgesamt sieben Hauptchakren. Sein Element ist das Feuer, und es steht in Resonanz zur leuchtenden Farbe Gelb. Auf der körperlichen Ebene hat dieses Chakra eine wichtige Bedeutung für die Verdauung und die Versorgung des Körpers mit Nährstoffen. Auf der mentalen Seite werden von hier aus unsere Identität und unsere Persönlichkeit beeinflusst. Über das Solarplexus-Chakra können wir Zugang zu tief verwurzelten Denk-und Verhaltensmustern bekommen. Es steht für Vitalität im Sinne von körperlicher und seelischer Stärke.

Gebete

Eine weitere kraftvolle Unterstützung aus dem Bereich der Affirmationen ist das Gebet, das in vielen Religionen als Begleiter des spirituellen Lebens gilt. Es kann helfen, in schwierigen Situationen Entlastung und inneren Halt zu finden. Durch das Leise-vor-sich-Hersagen wird vermieden, dass die Gedanken abschweifen. Ein schöner »Nebeneffekt« ist der Folgende: Durch ein Gebet kann man innere Distanz zu einem Problem gewinnen und eine neue Sichtweise auf die Dinge eröffnet sich. Viele Biographien und Lebenserfahrungen haben gezeigt, dass Gebete gerade in Situationen Kraft, Mut und Hoffnung spenden, die man selbst nur schwer bewältigen kann.

Harold Koenig, Psychiater und Leiter des Center for Spirituality, Theology and Health an der Duke University in North Carolina ist von der stressmindernden Wirkung des persönlichen Gebets überzeugt. Im Rahmen von gesundheitlichen Studien konnte er beispielsweise zeigen, dass das »Immun-, Hormon- und Kreislaufsystem durch das Gebet aktiviert und eine der Gesundheit zuträgliche, entspannte Haltung gefördert wird«. So konnte wissenschaftlich bewiesen werden, dass die im Gebet stattfindende innere Entspannung dazu führt, dass Neurotransmitter, Botenstoffe im Gehirn (wie zum Beispiel Serotonin, das als Glückshormon gilt), freigesetzt werden, die das seelische Wohlbefinden fördern können.

Das folgende Gebet »All meine Ängste« wirkt wie eine Art Kummerkasten, dem Sie Ihre Sorgen, Ängste und Probleme anvertrauen können. Sie sollten sich diese Affirmation über einen längeren Zeitraum, mindestens viermal am Tag, laut vorsagen. Wichtig ist, dass Sie das Gebet nicht nur denken, sondern laut sprechen und es so bewusst über das Gehör aufnehmen. Gehen Sie dabei optimalerweise mit den Worten in Resonanz, in ein inneres Mitempfinden. Die Worte gelangen direkt in Ihr Unterbewusstsein und können dort festsitzende Blockaden, tiefe Ängste, Sorgen oder eine anhaltende Traurigkeit lösen.

GEBET »ALL MEINE ÄNGSTE«

All meine Ängste, Sorgen, Blockaden und Befürchtungen übergebe ich der Flamme der Reinigung, dem göttlichen Feuer.

Ich vertraue meinem Geist und entdecke dadurch meine eigenen Stärken.

Gottes Fluss der Liebe, der Wahrheit und der Freude durchströmt mich und heilt meinen Geist, meine Seele und meinen Körper.

Aromatherapie: Öle zur Entspannung und Regeneration

Eine wertvolle Möglichkeit, das Wohlbefinden, die innere Ruhe und Gelassenheit zu steigern, ist die Aromatherapie. Sie setzt auf ätherische Öle, die eine unterschiedliche Wirkung auf unser Nervensystem haben. Sie können aktivierend und anregend oder aber ausgleichend und entspannend wirken. Man kann sie für Massageöle, Ölbäder, als Raumspray oder in der Duftlampe verwenden oder auf einen Duftstein aus porösem Ton träufeln. Verwenden sie naturreine Öle in Bio-Qualität. Sie sind hochwertig und frei von synthetischen Inhaltsstoffen.

ZITRONE *(Citrus limonum)* Wirkt belebend und aufhellend. Gerade an Tagen, an denen man sich niedergeschlagen, hilflos und schwach fühlt, kann dieses Öl eine Wohltat sein. Es verbessert die Stimmung, sorgt für einen klaren Kopf und fördert die Konzentration. Auch in einer Duftlampe entfaltet das Zitronenöl sein Aroma und trägt zur Reinigung der Raumluft bei.

GRAPEFRUIT *(Citrus paradisi)* Wie die Zitrone hebt auch der frische Duft von Grapefruit die Stimmung. Wenn die Duftmoleküle die Nasenschleimhaut erreichen, werden Botenstoffe freigesetzt, die den Gemütszustand aufhellen können. Grapefruit setzt positive Energien frei und lässt Sie kraftvoller werden.

BERGAMOTTE *(Citrus bergamia)* Der erfrischende, klare Duft des Bergamotteöls kann die Spannung aus anstrengenden Situationen herausnehmen. Er hat sowohl eine belebende und erfrischende, als auch eine wohltuend entspannende Wirkung. Gerade bei ängstlichen und niedergeschlagenen Menschen entfaltet dieses wertvolle Öl seine positive Wirkung. Der Duft belebt, klärt und reinigt die Luft und hebt so die Stimmung.

GUTE-LAUNE-RAUMSPRAY

Je 3 Tropfen naturreines ätherisches Grapefruitöl und Bergamotteöl in eine mit 40 ml Wasser gefüllte Sprühflasche geben, leicht verschütteln und versprühen.

LAVENDEL *(Lavandula angustifolia)* Ein wohltuender Duft, der Geborgenheit vermitteln kann, ist das Öl des Lavendels. Er wirkt ausgleichend auf das vegetative Nervensystem und bei Stress, Nervosität, Herzklopfen und Schlaflosigkeit beruhigend und wohltuend. Auch bei Trauer und Niedergeschlagenheit kann er aufbauend unterstützen und dabei helfen, die innere Mitte wiederzufinden.

NEROLI *(Citrus aurantium* **var.** *aromata)* Der sanfte, blumige Duft der Neroliblüten (Orangen- oder Pomeranzenblüten) wirkt bei Stress und Erschöpfung ausgleichend und entkrampfend. Auch bei Trauer, und bei Ängstlichkeit eignet sich dieses Öl hervorragend. In einer Duftlampe wirkt es beruhigend und entspannend auf Körper, Geist und Seele.

ENTSPANNUNGSÖL

Vermischen Sie 10 ml Mandelöl mit 4 Tropfen naturreinem ätherischen Lavendelöl. Abends vor dem Schlafengehen in die Haut über der Herzgegend einmassieren. So kann der Lavendel seine wohltuende und entspannende Wirkung entfalten. Er löst Stress und verhilft zu einem erholsamen Schlaf. Natürlich können Sie dieses hochwertige Öl auch für den gesamten Körper anwenden.

Energetische Reinigung mit Salz und Aromaöl

Auch Salz hat die Fähigkeit, negative Stimmungen wie eine Art Schwamm aufzusaugen und zu neutralisieren. Stellen Sie dafür kleine flache Schalen in die Ecken Ihres Wohnbereiches und lassen Sie das Salz für etwa 12 Stunden dort stehen. In dieser Zeit sollten Sie sich nicht in diesen Räu-

men aufhalten, sondern das Salz arbeiten lassen. Anschließend entsorgen Sie es direkt im Mülleimer außerhalb der
Wohnung. Auf diese Weise schaffen Sie Ungutes und Belastendes aus Ihrem direkten Umfeld heraus und trennen sich
davon. Der Effekt dieser Bereinigung lässt nicht auf sich
warten: Sie werden merken, dass die Schwere, die Sie vielleicht noch zuvor in den Räumen gespürt haben, plötzlich
verschwunden ist. Die gesamte Raumatmosphäre hat sich
ins Positive verändert.

Mit Salz können Sie auch Fußböden oder glatte Flächen
wie Tische oder Regale im Wohnbereich nass reinigen.
Vermischen Sie dafür etwa 2 Liter lauwarmes Wasser und
2 Esslöffel Salz (zum Beispiel ein gutes Himalayasalz oder
ein heimisches Steinsalz) und geben Sie zum Schluss noch
2 bis 3 Tropfen naturreines ätherisches Zitronenöl dazu.
Diese Mischung verleiht dem Wohnraum einen erfri-
schenden Duft und sorgt zugleich energetisch für ein spürbar besseres Raumklima, für fühlbar mehr Klarheit und
Frische. Auf diese Weise kann der Geist zur Ruhe kommen.
Alles kann sich wieder beruhigen und erden – die Harmo-
nie kann endlich wieder einziehen.

Homöopathie & Naturheilkunde

Bei Stress, Verspannung und innerer Unruhe gibt es auch aus der Homöopathie und Naturheilkunde gute Präparate, die Sie unterstützend einnehmen können. Sie können dadurch Ihre eigene »innere Mitte« stärken und zu mehr Kraft und Vitalität gelangen. Ich habe in meiner eigenen Praxis gerade mit anthroposophischen Mitteln sehr gute Wirkung erzielt.

Anthroposophische Medizin

Sie ist ein ganzheitlich orientiertes integratives Heilkonzept, das Krankheit als Störung des inneren Gleichgewichts sieht und Körper, Geist und Seele sowie die Lebensumstände in den Heilungsprozess miteinbezieht. Es legt den Fokus nicht auf die Bekämpfung des Symptoms, sondern will die Selbstheilungskräfte stärken. Die anthroposophische Medizin ist als ein komplementäres Therapieverfahren zu verstehen, das durch das anthroposophische Menschen- und Weltbild begründet ist, das den Menschen in seiner Gesamtheit betrachtet. Sie wurde von Rudolf Steiner und Ita Wegman initiiert und seither stetig weiterentwickelt. Die Medikamente werden nach homöopathischer Verfahrensweise aus pflanzlichen, mineralischen oder auch tierischen Ursubstanzen aufbereitet. Eine ganzheitliche Anamnese kann nur von einem anthroposophischen Arzt oder Therapeuten durchgeführt werden. Sprechen Sie Ihren Arzt also für eine auf Sie abgestimmte Medikation an. Ich empfehle folgende Präparate zur unterstützenden Selbst-Behandlung bei Stress, Nervosität, Schlafstörungen und Ängsten:

Neurodoron
Das Präparat kann bei stressbedingter Nervosität, inneren Unruhezuständen, Kopfschmerzen und Ängsten helfen. Nehmen Sie 3- bis 4-mal täglich eine Tablette ein.

Passiflora comp., Globuli velati D6
Die Globuli (kleine Streukügelchen) wirken beruhigend und schlaffördernd durch ihre beiden Hauptinhaltsstoffe, die Passionsblume und den Weißdorn (Crataegus). Sie können den Schlaf-Wach-Rhythmus stabilisieren und tragen so zu einem erholsamen Schlaf bei. Nehmen Sie vor dem Zubettgehen 10 Globuli und lassen Sie diese unter der Zunge zergehen.

Calmedoron
Dieses Präparat unterstützt bei Schlafproblemen und hilft, den eigenen Schlafrhythmus zu stabilisieren. Natürliche Pflanzenauszüge wirken beruhigend auf das vegetative Nervensystem und erleichtern das Einschlafen. Nehmen

Sie täglich 15 Globuli, kurz bevor Sie ins Bett gehen. Bei Nervosität können Sie tagsüber einmal täglich 15 Globuli einnehmen.

Aconit Schmerzöl

Das wohltuende Schmerzöl enthält den blauen Eisenhut (Aconitum napellus) und lindert Nacken- und Muskelschmerzen, die durch Verspannung verursacht sind. Zusätzlich enthält das Öl Kampfer, welches die Muskulatur gezielt durchblutet, und ätherisches Lavendelöl, das zur Entspannung beiträgt. Soweit nicht anders verordnet, kann das Öl 1- bis 3-mal täglich auf die betroffene Stelle aufgetragen werden. Zuvor können Sie es leicht zwischen Ihren Handflächen anwärmen.

Aurum/Lavandula comp. Creme

Sie wirkt ausgleichend auf das vegetative Herz-Kreislauf-System, beruhigt und lindert durch Stress hervorgerufene Herzbeschwerden und Unruhe (z. B. Herzklopfen, unruhiger Puls, innere Anspannung). Massieren Sie täglich, am besten vor dem Schlafengehen, etwas Creme über der Herzgegend leicht in die Haut ein. Durch die Erwärmung entfaltet die Creme ihren wohltuenden Geruch und wirkt durch das Lavendelöl wunderbar entspannend.

Homöopathie

Die klassische Homöopathie, von dem Arzt Samuel Hahnemann (1755–1843) begründet, basiert auf dem Ähnlichkeitsprinzip (»Ähnliches wird durch Ähnliches geheilt«). Sie umfasst etwa 2 000 verschiedene Substanzen, die aus pflanzlichen, tierischen und mineralischen Ursubstanzen aufbereitet werden und Körper, Geist und Seele zur Selbstheilung aktivieren sollen. Da die Homöopathie ein sehr komplexes Therapieverfahren ist, bedarf es einer fundierten Ausbildung und einer eingehenden Fallaufnahme, ganz individuell auf den Patienten abgestimmt. Zu einer homöopathischen Begleitung suchen Sie sich daher einen klassisch arbeitenden Homöopathen (siehe Adressen im Anhang). Bei der Selbstbehandlung sollten Sie zu tieferen Potenzen greifen. Hierzu eignet sich die Potenz D12 in einer Dosierung von 3-mal 5 Globuli täglich.

Neben den homöopathischen Einzelmitteln gibt es auch viele Komplexpräparate. Diese kombinieren verschiedene Substanzen miteinander.

Ignatia (Ignatiusbohne)
Ein häufig verwendetes Mittel bei Kummer und Sorgen, sowie einer durch Überlastung hervorgerufenen Übermüdung und Erschöpfung. Auch bei allgemeiner Überempfindlichkeit, Ängstlichkeit oder nach einem emotional aufregenden Ereignis hat sich dieses Mittel bewährt.

Coffea (ungeröstete Kaffeebohne)
Hilft bei geistiger und körperlicher Erschöpfung, bei Nervosität, innerer Unruhe und Schlaflosigkeit.

Nux vomica (Brechnuss)
Dieses für Magen- und Darmbeschwerden bekannte Präparat ist auch eine gute Hilfe bei Schlafproblemen und Ängsten, bei Unausgeglichenheit und Reizbarkeit.

Zincum metallicum (Zink, Element 30)
Ein bewährtes Mittel bei psychischen Beschwerden wie Ängsten, das häufig auch bei großer Nervosität sowie bei allgemeiner Schwäche und Müdigkeit verordnet wird.

Neurexan
Eine gut abgestimmte, bewährte Kombination aus verschiedenen homöopathischen Einzelmitteln, entspannt und beruhigt bei Nervosität und Schlafstörungen. Hilft bei Stresssituationen die Balance zwischen Körper, Geist und Seele wiederherzustellen.

Calmvalera
Das Komplexpräparat hilft sowohl bei nervöser Erschöpfung, als auch bei Einschlafstörungen. Das Mittel sorgt für Entspannung und Ausgeglichenheit am Tag und stellt das innere Gleichgewicht wieder her.

Schüßler-Salze

Diese Mineralsalze, die in ihrer elementaren Form im menschlichen Organismus vorkommen, haben ihren Namen vom Begründer dieser Behandlungsmethode, Dr. Wilhelm Heinrich Schüßler. Insgesamt gibt es zwölf verschiedene Basissalze. Ein wichtiges, das bei emotionalen und psychischen Beschwerden gerne eingesetzt wird, ist das Salz Nr.7: *Magnesium Phosphoricum*. Es wirkt regenerierend, entspannend und entkrampfend, klärt den Geist und die Seele und ist ein vorzüglicher Stimmungsaufheller. Am Morgen eingenommen wirkt *Magnesium Phosphoricum* erfrischend, am Abend entfaltet es seine schlaffördernde und entspannende Wirkung und führt zu innerer Ruhe. Vor der Anwendung sollten Sie auch hier einen Arzt oder Therapeuten konsultieren.

Bei besonderen psychischen Belastungen, Einschlafstörungen oder nervöser Erschöpfung empfiehlt sich die sogenannte »Heiße 7«. Hierzu werden in einer halben Tasse abgekochtem, heißem Wasser 10 Tabletten des Salzes *Magnesium Phosphoricum* aufgelöst und mit einem Holzlöffel umgerührt. Das Wasser schluckweise in kleinen Abständen trinken.

Auch durch Verdampfung, etwa in einer Verdampferlampe, entfaltet das Mittel seine heilende Wirkung. Ebenso in einer Sprühflasche: Dafür einige Tabletten in der Flasche mit Wasser auflösen und als erfrischendes Körper- und Gesichtsspray verwenden, das über die Haut und Schleimhäute aufgenommen wird.

Bachblüten-Notfalltropfen (Rescue-Tropfen)

Eine Kombination verschiedener Blütenessenzen aus der Bachblüten-Therapie, benannt nach dem englischen Arzt Edward Bach. Es handelt sich hierbei um eine Kombination von verschiedenen Blütenessenzen, die sich bei psychischen Beschwerden bewährt hat. Die Tropfen wirken harmonisierend auf den Geist sowie stabilisierend auf das psychische Gleichgewicht und können bei akuten körperlichen und seelischen Belastungssituationen unterstützend angewendet werden. Bachblüten haben grundsätzlich keine Nebenwirkungen und können mit medikamentösen Therapien kombiniert werden. Die Rescue-Tropfen sind für alle körperlichen und seelischen Notfallsituationen als begleitende Unterstützung gedacht und wirken stabilisierend auf das psychische Gleichgewicht. Bei Bedarf können Sie mehrmals alle 10 bis 15 Minuten 4 Tropfen einnehmen.

Johanniskraut: Sonnenpflanze für die Psyche

Schon Paracelsus erkannte, dass das Johanniskraut *(Hypericum perforatum)* mit seinen strahlend gelben Blüten das pflanzliche Ebenbild der Sonne darstellt. Seine Blüte beginnt zum Johanni-Tag am 24. Juni, dem Tag des Sommeranfangs. Es wählt den sonnigsten Standort, an dem kein Schatten zu finden ist, und speichert so das Sonnenlicht. Johanniskraut ist eines der bedeutendsten pflanzlichen Antidepressiva, in zahlreichen klinischen Studien konnte seine stimmungsaufhellende Wirkung wissenschaftlich bewiesen werden. Während der Einnahme von Johanniskrautextrakten sollte man ausgedehnte Sonnenbäder meiden, da die Lichtempfindlichkeit erhöht ist. Besonders hellhäutige oder rothaarige Menschen sollten Johanniskraut in einer möglichst leichteren Dosierung oder in feinstofflicher (homöopathischer) Form zu sich nehmen.

SCHLAFÖL (NACH MADEJSKY)

40 ml Johanniskrautöl
40 ml Mandelöl
4 ml ätherisches Lavendelöl
1 ml ätherisches Muskatnussöl
40 ml Bilsenkrautblätteröl

Alle Bestandteile miteinander vermischen und das Öl vor dem Schlafengehen auf die Haut auftragen. Nicht für Kinder und Schwangere geeignet!

Kräuter-Heiltees

Für das innere Wohlbefinden, Entspannung und Gelassenheit, aber auch für mehr Energie und Lebensfreude sind Teezubereitungen ein einfaches wie hilfreiches Mittel. Bewährt bei allgemeiner Unruhe, Schlafstörungen und Ängsten, haben sich Lavendelblüten, Baldrianwurzel, Melissenblätter, Hopfenzapfen, Passionsblumen- und Johanniskraut. Getrocknete Heilkräuter und -pflanzen können Sie in guter Bio-Qualität kaufen und selber mischen.

Beruhigungstee

30 g getrocknete Lavendelblüten
30 g getrocknetes Passionsblumenkraut
15 g getrocknete Melissenblätter
10 g getrocknetes Johanniskraut

Übergießen Sie mit etwa 150 ml heißem Wasser 1 bis maximal 2 Teelöffel der Mischung und lassen Sie diese circa 10 Minuten ziehen. Trinken Sie bis zu 5 Tassen des frisch zubereiteten Teeaufgusses über den Tag verteilt, am besten möglichst bewusst und in kleineren Schlucken. Spätestens nach 3 Wochen pausieren Sie für 1 Woche, bevor Sie die »Kur« eventuell fortsetzen.

Energietee

10 g getrocknete Brombeerblätter
30 g getrocknete Apfelstücke
30 getrocknete Minzblätter

1 bis 2 Teelöffel der Mischung mit etwa 150 ml heißem Wasser übergießen und circa 10 Minuten ziehen lassen. Wenn Sie möchten, können Sie noch ein paar dünne Scheiben frischen Ingwer dazugeben und mit etwas Honig süßen. Der Tee wirkt belebend und erfrischend auf Körper und Geist.

Schlaftee

30 g getrocknete Melissenblätter
10 g getrockneter Hopfen (Hopfenzapfen)
30 g getrocknete Baldrianwurzel

Übergießen Sie 1 bis 2 Teelöffel der Mischung mit etwa 150 ml heißem Wasser und lassen Sie das ganze etwa 10 Minuten ziehen. Trinken Sie über den Abend verteilt 1 bis 2 Tassen. Der Tee hat eine schlaffördernde und entspannende Wirkung auf Körper und Geist und sorgt für einen angenehmen Schlummer.

Zu guter Letzt

Nun haben Sie einen Einblick in die unterschiedlichen Bereiche einer Angsterkrankung bekommen. Ich hoffe, dass Sie vielleicht ein Stück weit die Welt eines angsterkrankten Menschen verstehen und mit anderen Augen auf das Thema Angst schauen können. Es ist ein sehr kompliziertes Feld, das natürlich viele Fragen aufwerfen kann. Wichtig ist, dass Sie sich selbst nicht vergessen. Lassen Sie es sich gutgehen und achten Sie auf eine ausgleichende Lebensweise. Bei all dem Engagement, das Sie Ihrem Angehörigen oder Freund entgegenbringen, sollten Sie sich selbst nicht vernachlässigen. Sie können zwar eine wertvolle Stütze für den Betroffenen sein und ihm zur Seite stehen, aber seien Sie sich auch bewusst, dass Sie ihm nicht alle Sorgen und Probleme abnehmen können.

Versuchen Sie einen eigenen »inneren Raum« zu schaffen, der Sie zur Ruhe kommen lässt. Wenn Sie in Ihrer eigenen Mitte angekommen sind, dann können Sie den Betroffenen auch positiv zur Veränderung motivieren. Ihre innere Ruhe wird sich auf ihn übertragen und für eine angenehme Entspannung sorgen.

Wenn Sie sich überfordert fühlen und nicht mehr weiterwissen, dann suchen Sie sich professionelle Unterstützung. Denn es ist wichtig, dass Sie Ihren emotionalen Ballast, der Sie herunterzieht, auch loswerden können. Eine psychologische Beratung oder Seelsorge kann sich in diesem Falle sehr wohltuend auf die seelische Verfassung auswirken. Auch eine Selbsthilfegruppe für Angehörige kann Ihnen vielleicht helfen. Sich mit Menschen auszutauschen, die das Gleiche teilen wie Sie, kann sich positiv auf Ihr emotionales Gleichgewicht auswirken.

Rückschläge, die im Verlauf einer Angsterkrankung auftreten können, sind ganz normal. Lassen Sie sich davon nicht entmutigen. Eine psychische Erkrankung braucht mitunter viel Zeit und Geduld. Man darf ja eines nie vergessen: Viele Dinge müssen aufgearbeitet werden und gelangen erst nach und nach an die Oberfläche der Bewusstwerdung. Der Mensch ist ein sehr fragiles und komplexes Wesen, das Zeit braucht, um die für ihn wichtigen Entwicklungsschritte zu bewältigen. Auch wenn Sie am liebsten eine schnelle Verbesserung erzielen möchten, ist dies zwar menschlich und nachvollziehbar, aber nicht immer möglich. Geben Sie also sich selbst und auch dem Betroffenen die notwendige Zeit. Ein italienisches Sprichwort drückt das sehr schön aus: »Die Liebe hat zwei Töchter: die Güte und die Geduld.« In diesem Sinne wünsche ich Ihnen und Ihren Lieben alles Gute.

Hilfreiche Adressen

Angst & Panik. Hilfe für Betroffene und Angehörige.
Online Ratgeber
https://www.angst-panik-hilfe.de

Ayurvedische Medizin in Deutschland: Rosenberg Akademie
https://www.rosenberg-ayurveda.de/

Caritas. Psychologische Beratungsstelle
https://www.caritas.de

Deutsche Angst-Hilfe e. V.
Bayerntrasse 77a, 80335 München
https://www.angstselbsthilfe.de

Deutsche Homöopathie Union (DHU)
https://www.dhu.de

Deutsche Psychotherapeuten Vereinigung (DPtV)
Am Karlsbad 15, 10785 Berlin
https://www.deutschepsychotherapeutenvereinigung.de

Deutscher Zentralverein Homöopathischer Ärzte
https://www.dzvhae.de/

Farfalla Aromaöle
https://www.farfalla.ch/

GAÄD Gesellschaft Anthroposophischer Ärzte
in Deutschland
https://www.gaed.de/

Hevert Arzneimittel
www.hevert.com

Homöopathie Online
https://www.homoeopathie-online.info

Institut für Bachblütentherapie
https://www.bach-bluetentherapie.de

Kassenärztliche Vereinigungen der Bundesländer/
Therapeutensuche
https://www.kbv.de

MindDoc by Schön Klinik – Online Therapie
https://www.minddoc.de

Primavera Aromaöle und Düfte
https://www.primaveralife.com

Psychotherapie-Informationsdienst (PID)
Am Köllnischen Park 2, 10179 Berlin
https://www.psychotherapiesuche.de

Selfapy – Online Soforthilfe bei psychischen Belastungen
https://www.selfapy.de

Sozialpsychiatrischer Dienst der Bundesländer
https://www.sozialpsychiatrische-dienste.de

Taoasis Natur Duft Manufaktur
https://taoasis.com/

Telefonseelsorge
https://www.telefonseelsorge.de/
Tel: 0800 111 0 111

Therapeutensuche
https://www.therapie.de

Tiergestützte Therapie. Unabhängiges Informationsportal
https://www.tiergestuetzte-therapie.de

Traditionelle chinesische Medizin
https://www.agtcm.de

Verband Freier Psychotherapeuten, Heilpraktiker für
Psychotherapie, Psychologischer Berater e. V.
https://www.vfp.de

Wala Arzneimittel
https://www.walaarzneimittel.de

Weleda Anthroposophische Arzneimittel
https://www.weleda.de

Wolf, Doris, Psychotherapeutin. Selbsthilfe und
Online-Ratgeber.
www.doriswolf.de

Zum Weiterlesen

Blumrich, Beate: Geführte Selbsthypnose. Wenn nichts hilft, zaubere! München: Nymphenburger, 2016

Chopra, Deepak: Heilung. Körper und Seele in neuer Ganzheit erfahren, 3. Aufl., München: Nymphenburger, 2010

Dahlke, Ruediger: Peace Food. Wie der Verzicht auf Fleisch und Milch Körper und Seele heilt, München: Gräfe und Unzer, 2011

De Laporte, Claudia: Homöopathie bei psychischen Erkrankungen, 2. Aufl., Berlin: Homöopathie + Symbol, 2016

Färber, Susanna; Meyer, Axel: Aromaöle für die Hausapotheke. Naturdüfte kennen und richtig anwenden, Stuttgart: Franckh-Kosmos, 2016

Gienger, Michael: Heilsteine für Körper, Geist und Seele. Ihre Kraft und Wirkung kennen und nutzen, Stuttgart: Nymphenburger, 2019

Karven, U. (2019). Diese verdammten Ängste, 2. Aufl., München: Gräfe und Unzer, 2019

Michalsen, Andreas: Heilen mit der Kraft der Natur. Berlin: Insel, 2018

Morschitzky, Hans: Angststörungen. Diagnostik, Konzepte, Therapie, Selbsthilfe, 4. Aufl., Heidelberg: Springer, 2009

Osho: Angst. Die Unwägbarkeiten des Lebens verstehen und annehmen. München: Arkana Goldmann, 2008

Reichenberg-Ullman, Judyth; Ullman, Bob: Homöopathie bei Depressionen und Angststörungen, Kandern: Narayana, 2010

Rippe, Olaf; Madejsky, Margret: Die Kräuterkunde des Paracelsus, Baden und München: AT, 2006

Servan-Schreiber, David: Die neue Medizin der Emotionen. Stress, Angst, Depression: gesund werden ohne Medikamente, München: Goldmann, 2006; Der Hörverlag, 2013

Sidhu, Balvinder: Energiequelle Ayurveda. Indisches Heilwissen bei Erschöpfung, Stress und Burnout, Murnau: Manko, 2019

Überall, Florian; Überall, Andrea: EssMedizin für dich. Der eigene Weg zur richtigen Ernährung, Stuttgart: Nymphenburger, 2017

Wolf, Doris: Ängste verstehen und überwinden. Wie sie sich von Angst, Panik und Phobien befreien, München: PAL, 2011

Zenz, Diana: Aromatherapie für die Seele. Mit natürlichen Düften das eigene Selbst entfalten und stärken, Stuttgart: Nymphenburger, 2020

Register

Affirmation 98 f., 103
Agoraphobie 21 ff., 26, 28
Angstattacke 15, 17 f., 23
Angststörungen 6, 17, 21, 29 ff., 68
Angststörung, generalisierte 21, 29 f.
Antidepressiva 31 ff., 73, 116
Aromaöle 94, 107
Aromatherapie 105

Bachblüten 42, 115

Entspannungsöl 107
Entspannungsübungen 97 f.
Ernährung 89 ff.
Erwartungsangst 15

ganzheitlich 7, 42 ff., 83, 109 f.
Gebete 103 f.
Gesprächstherapie 36, 42
Gestalttherapie 38

Homöopathie 42, 109, 112
Hypnotherapie 35

Johanniskraut 115 ff.

Klinik 39 ff., 71
Körperpsychotherapie 37
Kräuter-Heiltee 117
Kreislauf der Angst 17, 23

Krisensituationen 46, 67

Mandelmilch, goldene 92
Maßnahmen, ganzheitliche 83
Meditation 42, 100 f.

Naturheilkunde 42, 109

Panikattacke 17, 20 ff., 27 f., 32, 50 f., 62, 71, 76 f., 82, 90
Panikstörung 21, 24, 27 f.
Phobien 21 f., 24 ff.
Phobie, soziale 21, 24 f.
Phobische Störungen 21
Psychopharmaka 31, 33, 73, 75
Psychotherapie 34, 36 ff., 41 f., 44, 62, 72 ff., 78
Psychotherapie, ganzheitliche 42, 44

Reinigung, energetische 107

Schlaf 84 ff., 107, 110 f., 113 f., 116
Schlafhygiene 85 f., 96
Schlafstörungen 74, 110, 113 f., 117
Schüßler-Salze 114
Selbstfürsorge 64, 82 f.
Systemische Therapie 37

Verhaltenstherapie 35

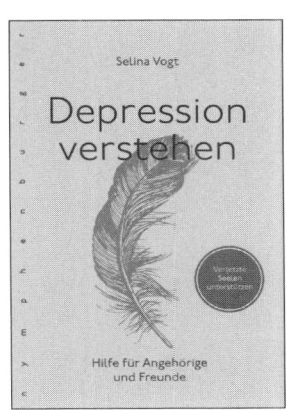

Hilfe für Körper,
Seele und Geist

Partnern, Angehörigen und engen Freunden von Erkrankten hilft dieses Buch, mit der Thematik richtig umzugehen.
Leicht verständlich und auf dem neuesten Stand der For-
schung werden Charakteristik und Symptome erklärt und
wie die Menschen im engsten Umfeld davon betroffen
sind. Die ganzheitlichen Tipps bieten viele Anregungen,
wie man sich selbst im Alltag helfen kann, von Verhaltens-
regeln über Tees und Aromaöle bis zu Meditationen.

Selina Vogt
DEPRESSION VERSTEHEN
128 Seiten · ISBN 978-3-485-03012-0
Auch als E-Book erhältlich

nymphenburger

nymphenburger-verlag.de

Impressum

Umschlaggestaltung von STUDIO LZ, Stuttgart unter Verwendung einer Zeichnung von shutterstock/Khatalla.

Alle Angaben in diesem Buch erfolgen nach bestem Wissen und Gewissen. Sorgfalt bei der Umsetzung ist indes dennoch geboten. Der Verlag und die Autorin übernehmen keinerlei Haftung für Personen-, Sach- oder Vermögensschäden, die aus der Anwendung der vorgestellten Materialien, Methoden oder Informationen entstehen könnten.

Unser gesamtes Programm finden Sie unter **nymphenburger-verlag.de**

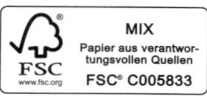

Gedruckt auf chlorfrei gebleichtem Papier

© 2020 nymphenburger in der
Franckh-Kosmos Verlags-GmbH & Co. KG, Stuttgart.
Alle Rechte vorbehalten
ISBN 978-3-485-03008-3
Projektleitung: Dr. Stefan Raps
Gestaltungskonzept: Wolfgang Heinzel
Satz: DOPPELPUNKT, Stuttgart
Produktion: Angela List
Druck und Bindung: Těšínská tiskárna, a. s.
Printed in The Czech Republic / Imprimé en République Tchèque